CONTENTS

序 　**同一個人の連続模型** —— 3
　咬合面 — 4
　側方面（45°）— 10

第1章 　**萌 出** —————— 13
　1　萌出時期の決め方 — 14
　2　乳歯の萌出時期 — 15
　3　第一大臼歯の萌出時期の予測 — 18
　4　永久歯の萌出時期 — 19
　5　第一大臼歯の萌出 — 23
　6　第一大臼歯萌出時の注意点 — 26

第2章 　**歯列弓の発育** —————— 29
　1　歯列弓の発育 — 30
　2　歯列弓の幅径 — 31
　3　歯列弓の長径 — 33
　4　歯列弓の発育に関する変化 — 35
　5　乳歯列の空隙 — 36
　6　乳歯列空隙の変化 — 37
　7　側方歯の萌出順序と永久歯列の形成 — 38

第3章 　**対向→咬合** —————— 39
　1　乳歯の対向から咬合 — 40
　2　乳歯の対向 — 41
　3　乳歯の対向位置の動き（個人）— 42
　4　永久歯列期の対向位置の動き — 43
　5　乳歯列から永久歯列への対向位置の変化 — 44

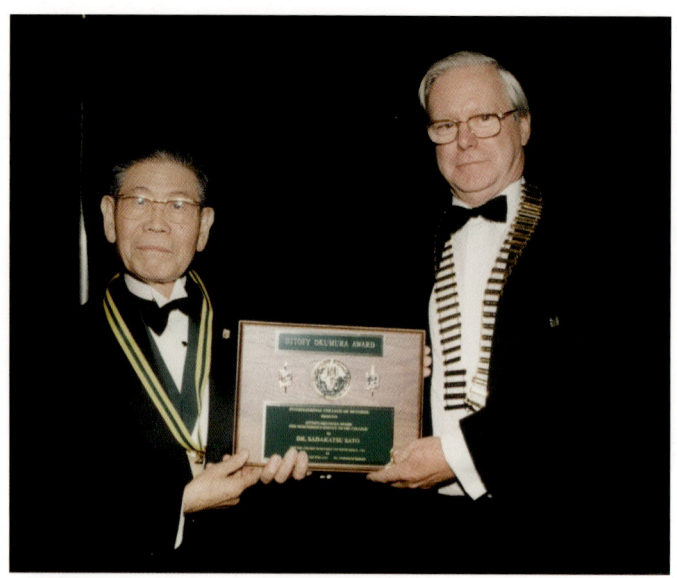

2000年10月シカゴにて、ICD Ottofy-Okumura Award 授賞

はじめに

　研究には同一個人を永きに亘り継続して追跡する縦断研究がある。現在、咬合誘導や乳歯抜歯等の口腔管理下にない自然状態の咬合を有する多数の調査研究対象を、乳歯萌出から永久歯完成時まで一定間隔で資料採得することは諸々の問題があり相当な努力と労力を強いられ、容易ではありません。

　今回、佐藤歯学研究所所長であった故佐藤貞勝以下多くの研究員の下で作製し、保管していた7500個数からなる多くの縦断研究資料を当初から望んでいた、三次元化を最新のレーザースキャンと3D画像ソフトにより作製することができるようになりました。これにより歯の萌出から歯列形成に至る様々な変化を同一個人の2ヵ月間隔の模型を用いて動画化することで、時系列的に観察することが可能となりました。

　また、模型計測が可能となるよう計測ソフトと元模型画像も導入しており、各々がパソコンを使用し、自ら資料研究ができるシステムとなっております。

　萌出順序、歯列形成、咬合機構成立のメカニズム研究、さらに口腔衛生指導の一助となれば望外の喜びです。

　株式会社バイオデントなど多くのご協力を得て、特にクインテッセンス出版株式会社の佐々木社長のお陰様をもちまして、ここに模型のDVD化をまとめ発表することができました。

　DVDの実現にあたり関係ある多くの皆様に、心より感謝を申し上げます。

佐藤歯学研究所 所長　佐藤まゆみ

序
同一個人の連続模型

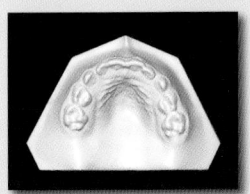

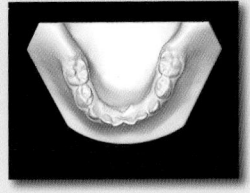

　乳歯の萌出より永久歯列の完成までの同一個人の連続模型を示した。
　連続模型画像は、模型スキャナ（ORAPIX 社製）で読み取り、スキャンデータ編集ソフト「RAPIDFORM 2006」、3D 画像ビューワーソフトから抽出したものである。DVD は萌出および萌出順序の実際（代表的な 5 症例）と、さらに模型からも解析できるように資料と解析ソフトを作成しました。

歯科臨床のための前半期の萌出と咬合

咬 合 面

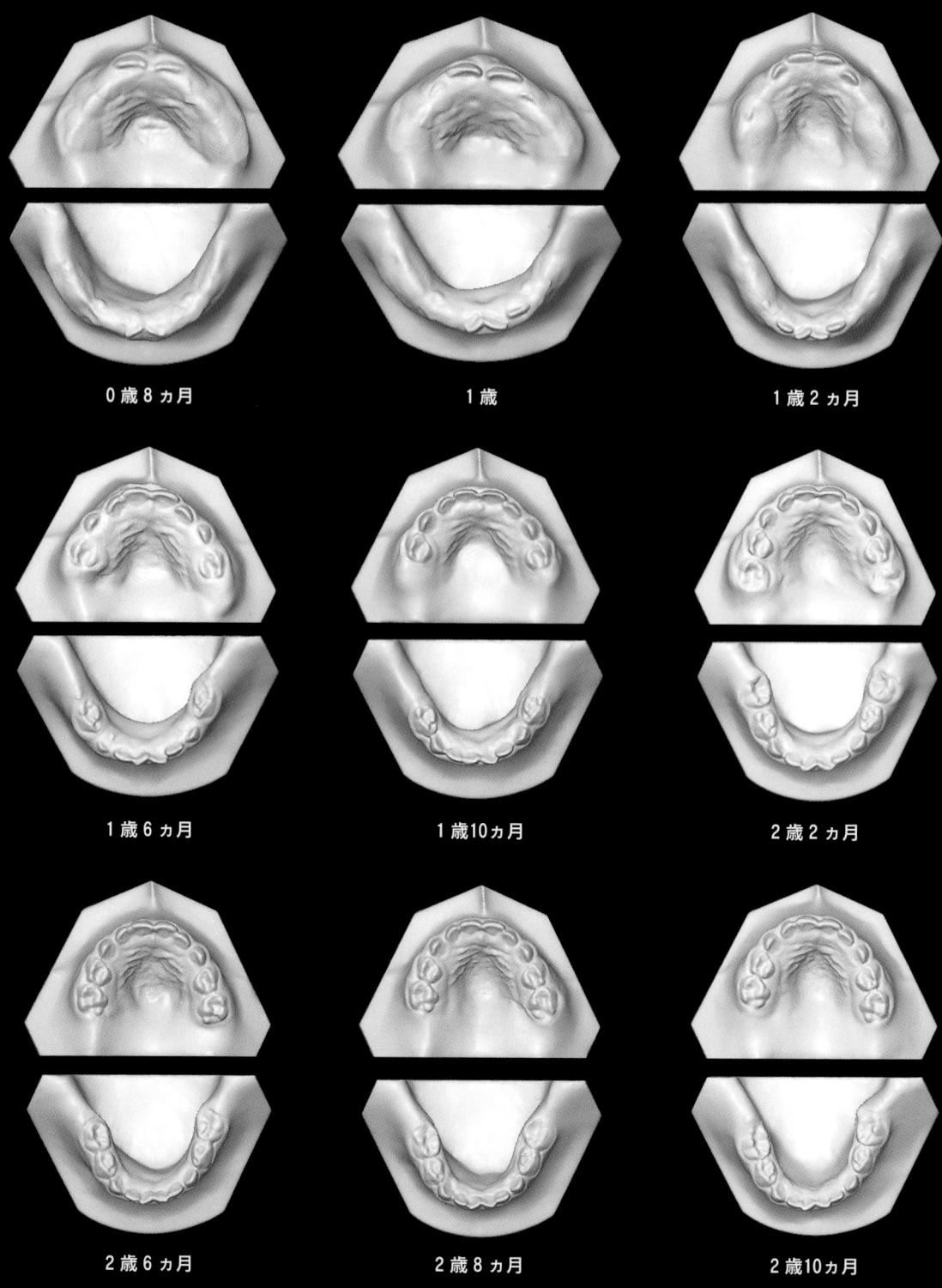

0歳8ヵ月　　　　　　1歳　　　　　　1歳2ヵ月

1歳6ヵ月　　　　　1歳10ヵ月　　　　　2歳2ヵ月

2歳6ヵ月　　　　　2歳8ヵ月　　　　　2歳10ヵ月

序 同一個人の連続模型

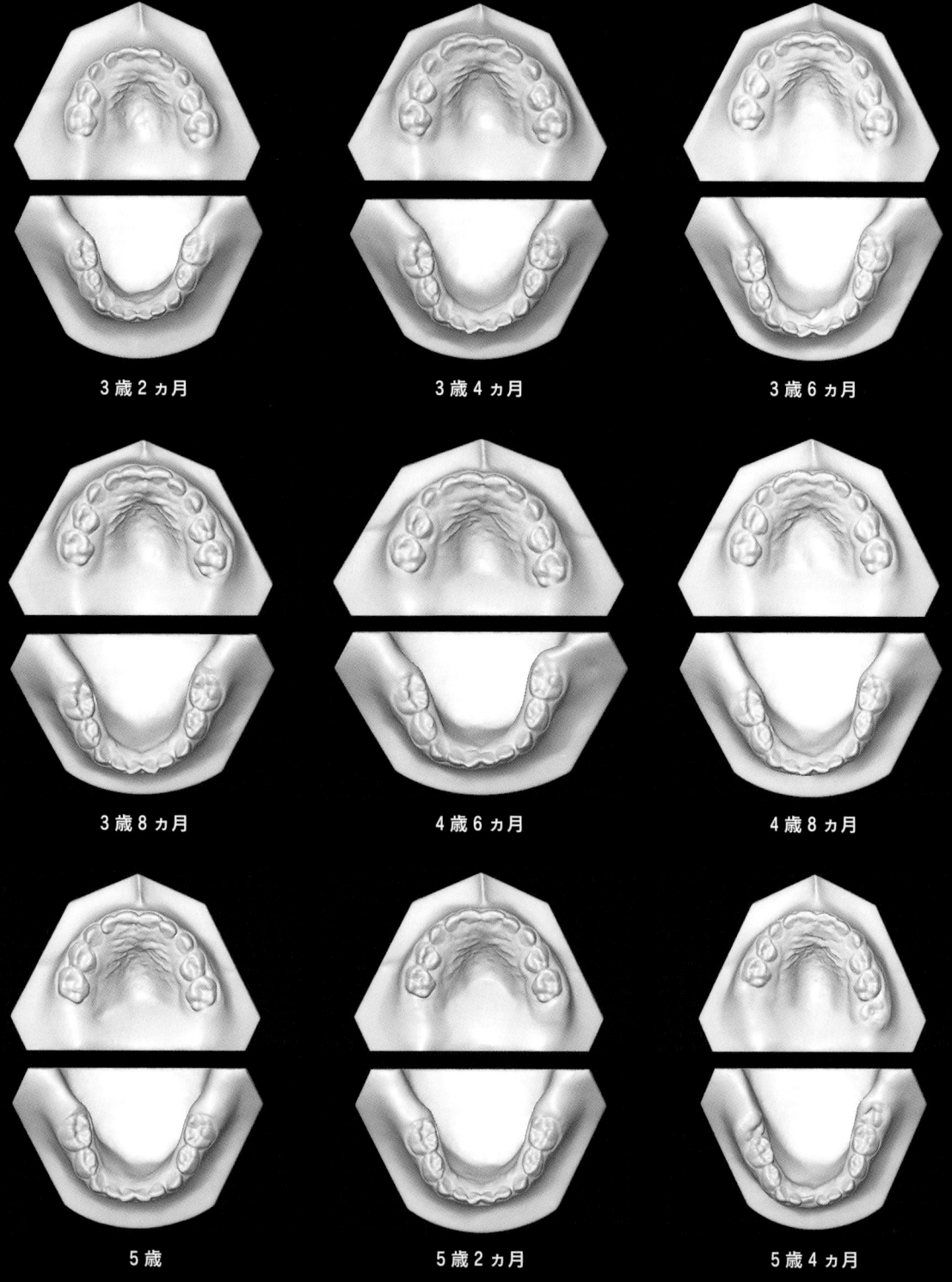

3歳2ヵ月　　　　3歳4ヵ月　　　　3歳6ヵ月

3歳8ヵ月　　　　4歳6ヵ月　　　　4歳8ヵ月

5歳　　　　　　　5歳2ヵ月　　　　5歳4ヵ月

歯科臨床のための前半期の萌出と咬合

P.2〜10に掲載の連続模型画像は、模型スキャナ（ORAPIX社製）で読み取り、スキャンデータ編集ソフト「RAPIDFORM 2006」、3D画像ビューワーソフトから抽出したものである。

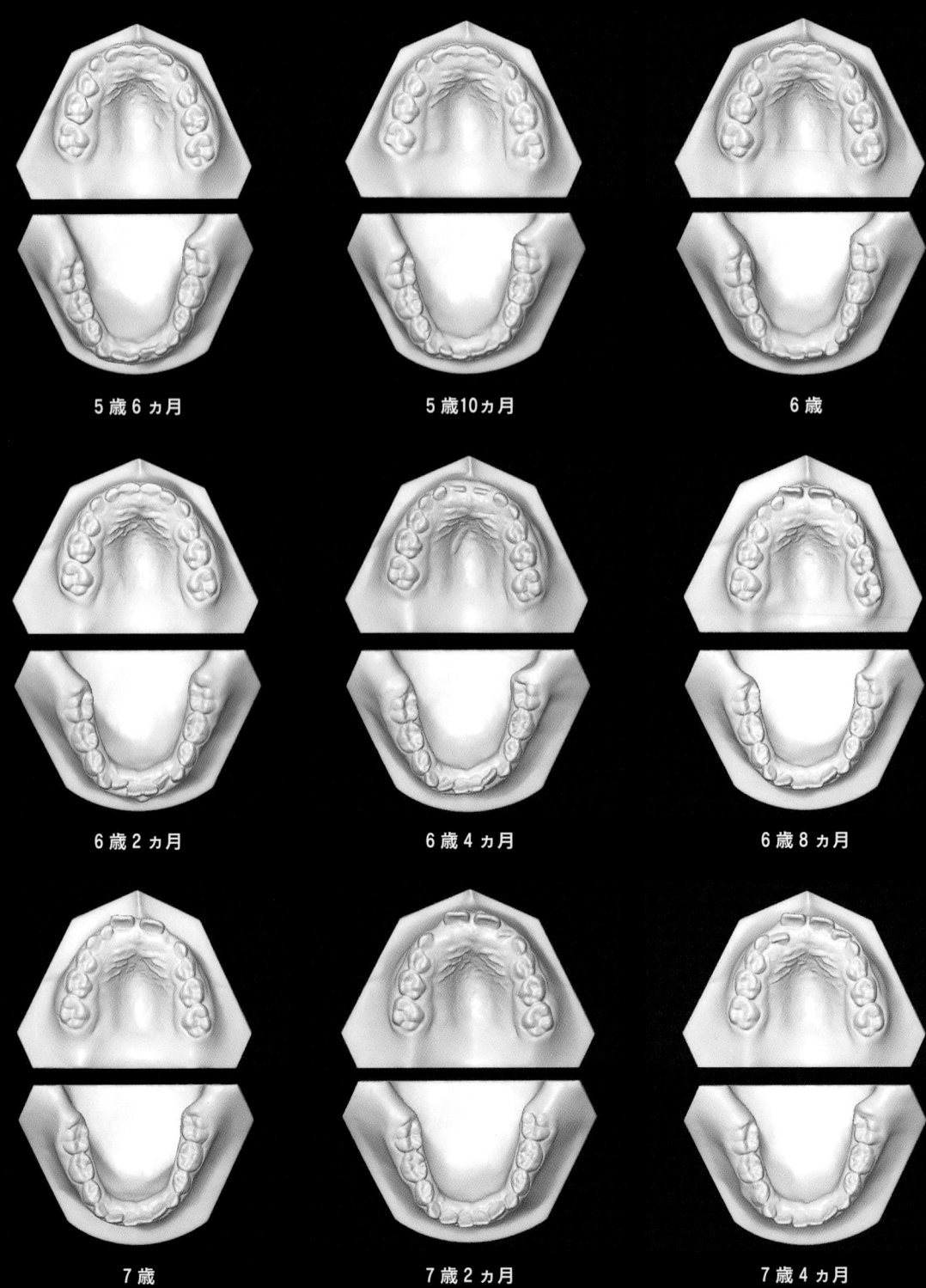

5歳6ヵ月　　　　5歳10ヵ月　　　　6歳

6歳2ヵ月　　　　6歳4ヵ月　　　　6歳8ヵ月

7歳　　　　7歳2ヵ月　　　　7歳4ヵ月

序 同一個人の連続模型

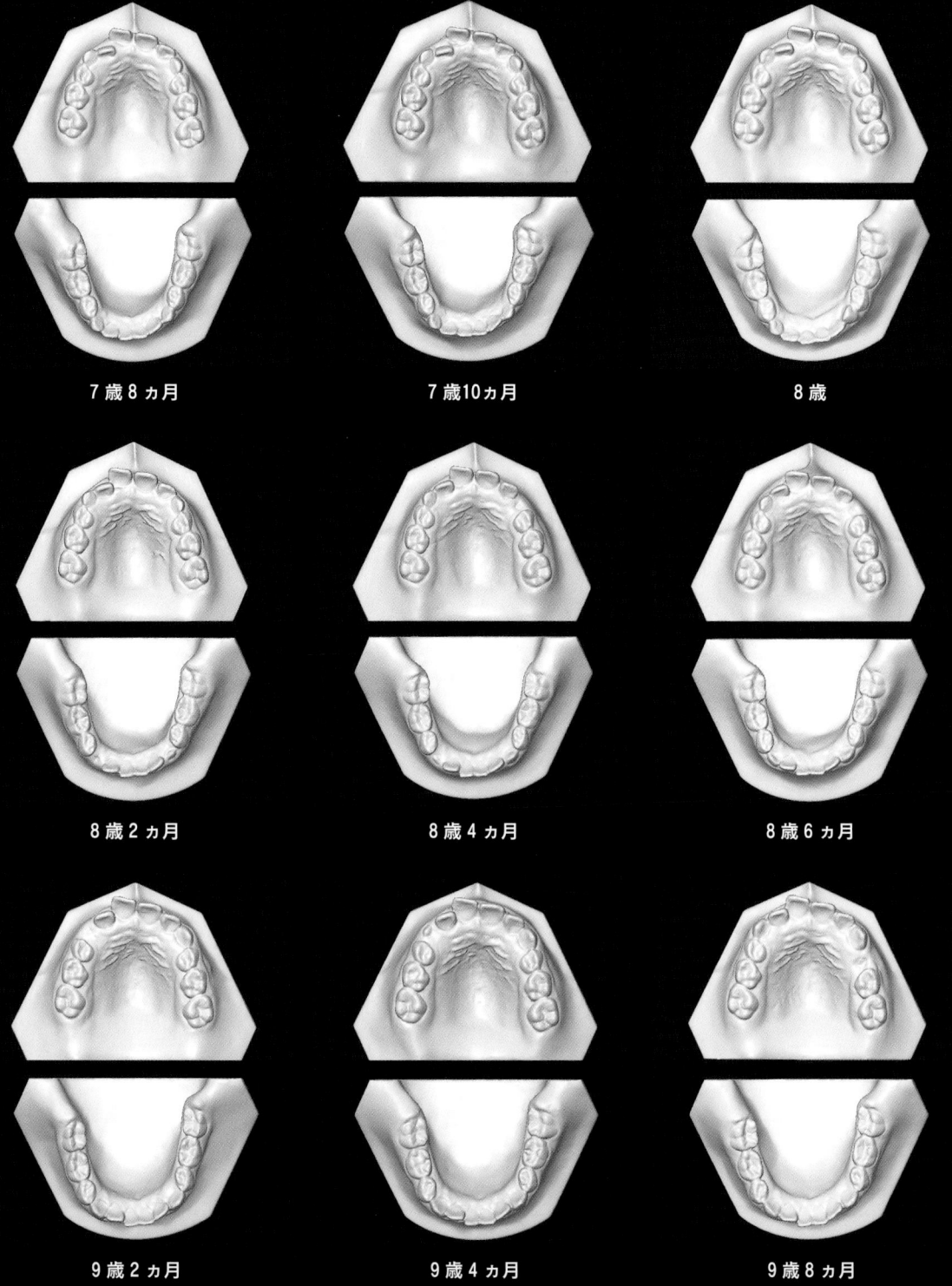

7歳8ヵ月　　　　　7歳10ヵ月　　　　　8歳

8歳2ヵ月　　　　　8歳4ヵ月　　　　　8歳6ヵ月

9歳2ヵ月　　　　　9歳4ヵ月　　　　　9歳8ヵ月

歯科臨床のための前半期の萌出と咬合

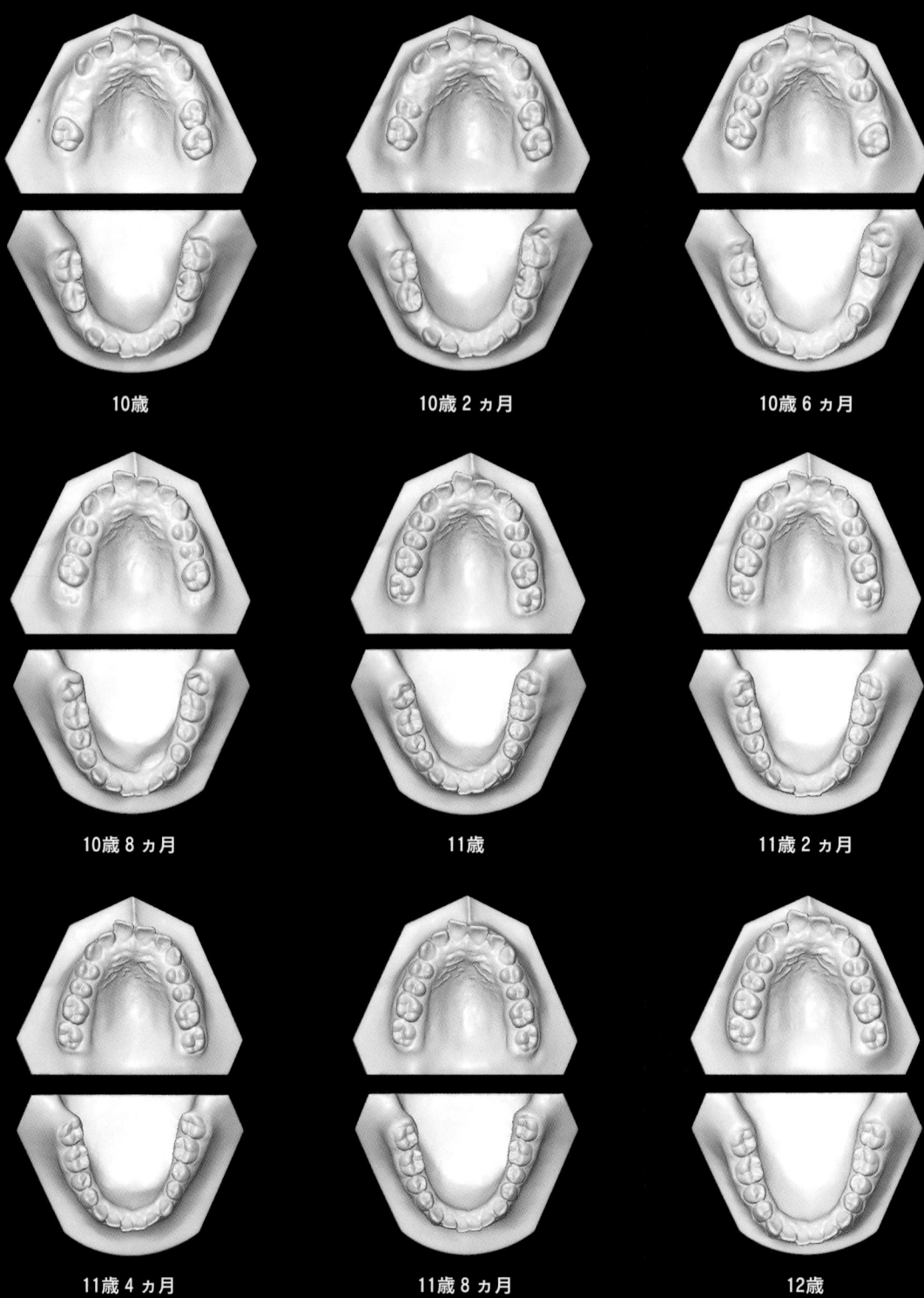

10歳　　　　　　　　10歳2ヵ月　　　　　　10歳6ヵ月

10歳8ヵ月　　　　　　11歳　　　　　　　　11歳2ヵ月

11歳4ヵ月　　　　　　11歳8ヵ月　　　　　　12歳

序 同一個人の連続模型

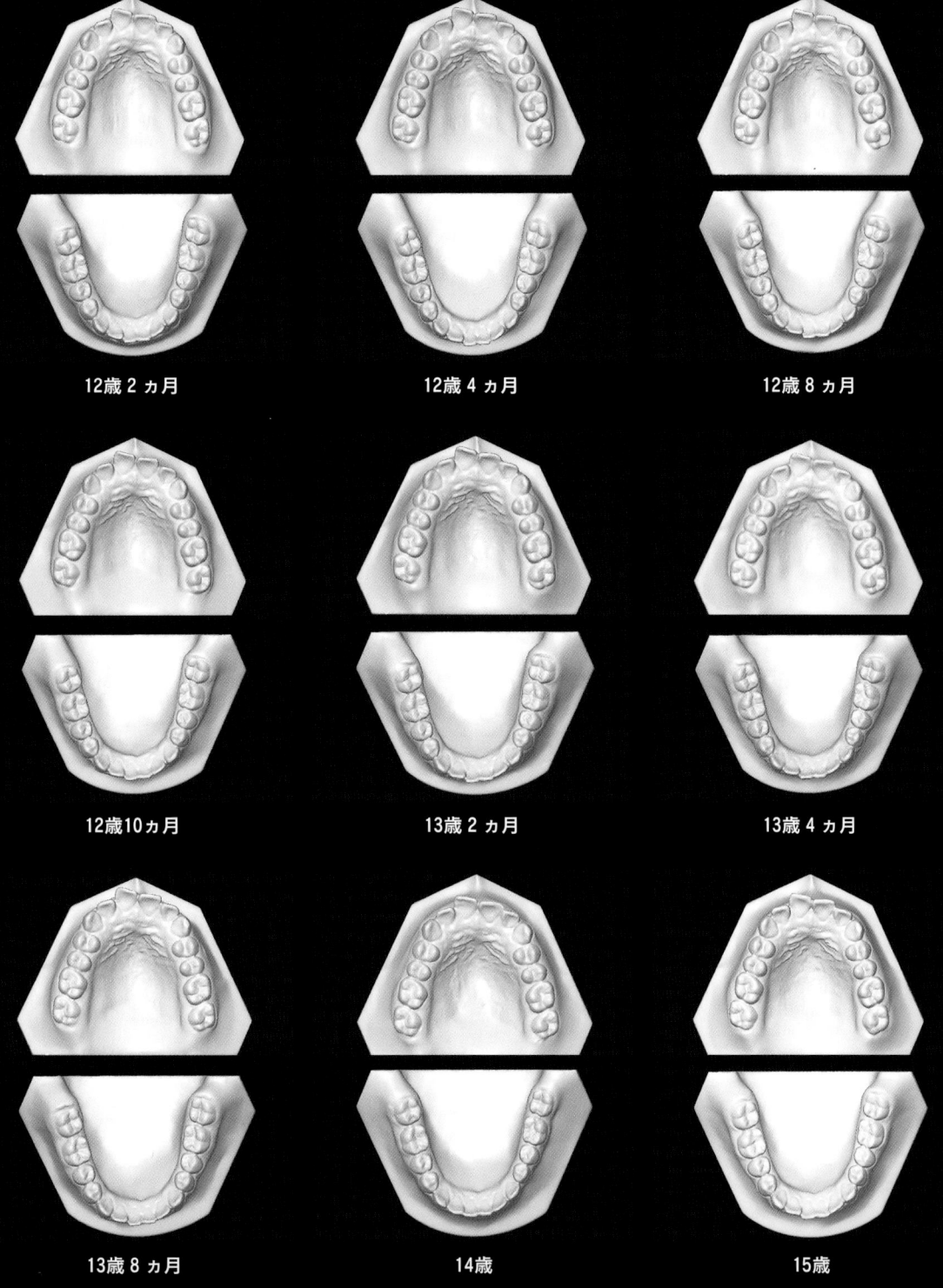

12歳2ヵ月　　　12歳4ヵ月　　　12歳8ヵ月

12歳10ヵ月　　　13歳2ヵ月　　　13歳4ヵ月

13歳8ヵ月　　　14歳　　　15歳

側 方 面 (45°)

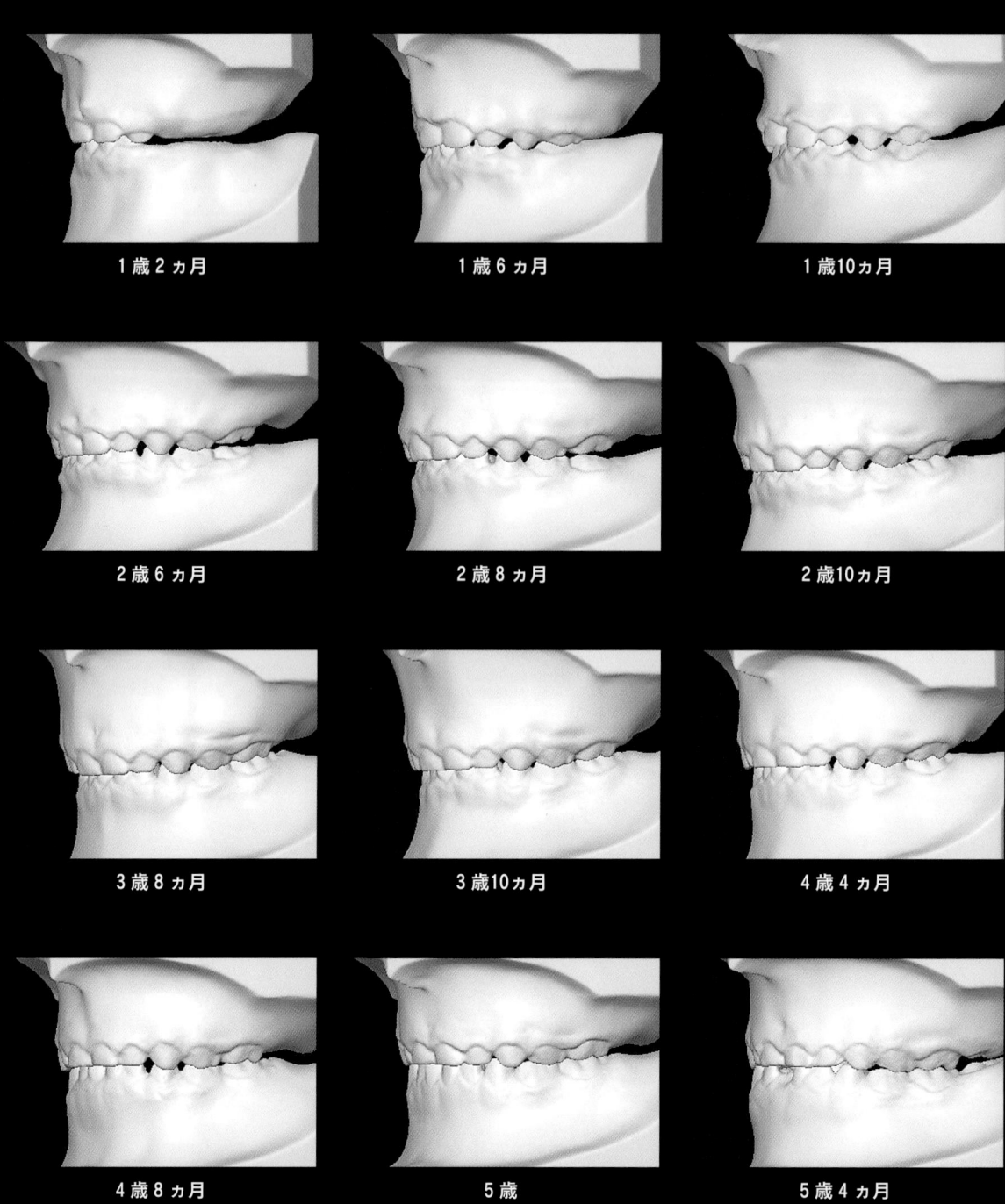

序 同一個人の連続模型

3D画像により犬歯を中心とした45°の角度の側方面観の画像である。
口腔内では見えにくい臼歯部、前歯部を同時に観察できる特徴がある。付録の
DVDには反対側側方面、口蓋側および90°の側方面を含む。

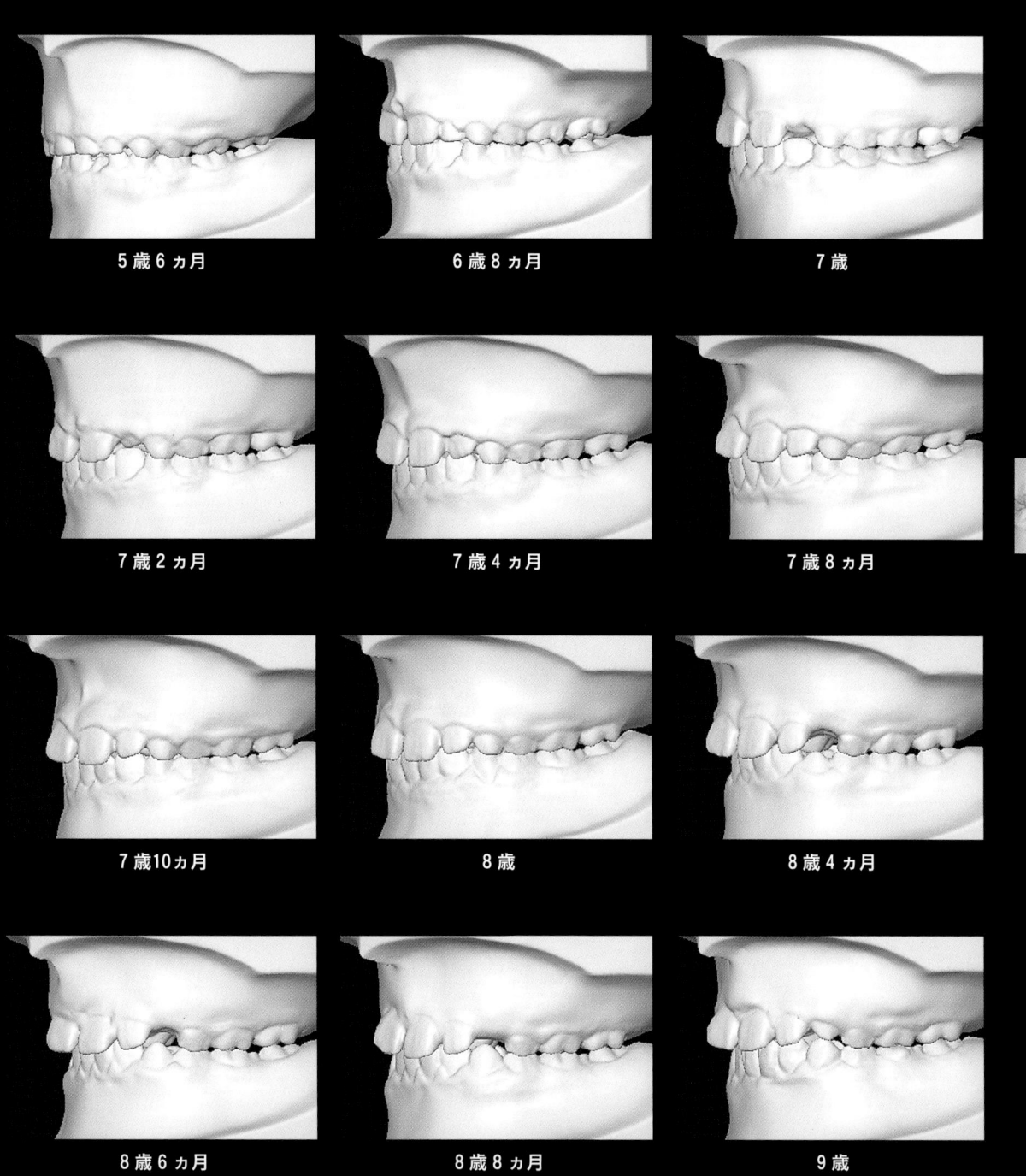

5歳6ヵ月　　6歳8ヵ月　　7歳
7歳2ヵ月　　7歳4ヵ月　　7歳8ヵ月
7歳10ヵ月　　8歳　　8歳4ヵ月
8歳6ヵ月　　8歳8ヵ月　　9歳

歯科臨床のための前半期の萌出と咬合

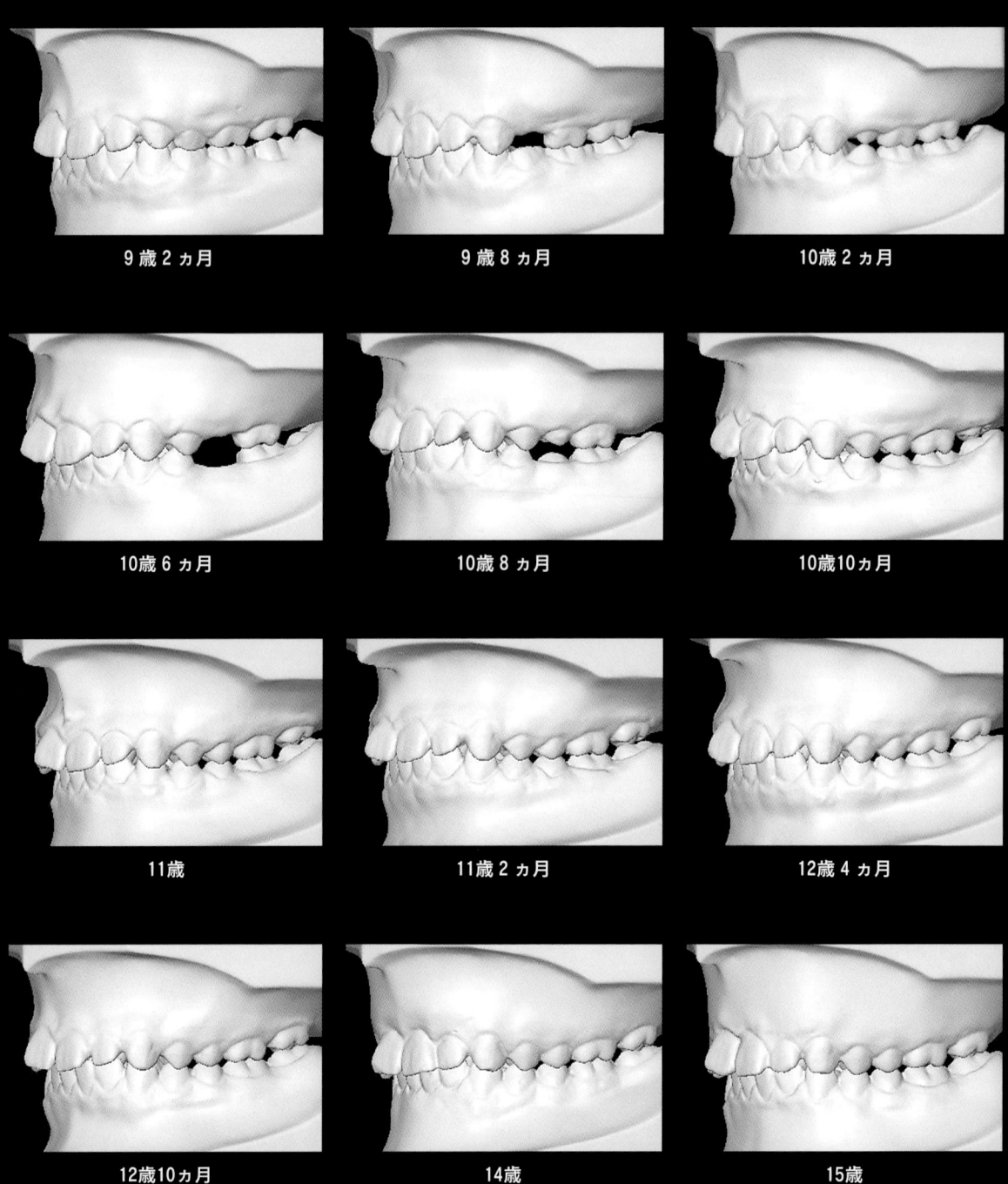

第1章
萌 出

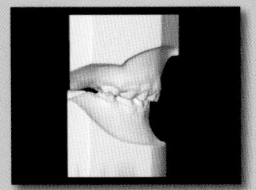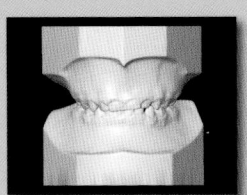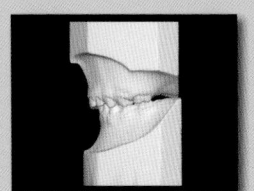

　歯は、口腔上皮から歯胚の形成が始まり、その後、成長発育とともに口腔内に出現する。歯の萌出は、歯列咬合成立の第一段階である。歯列咬合の成立は、歯が萌出順序の規則性に基づいている。しかしながら、歯の萌出順序の規則性は、集団における平均的な順序であって、個別的には異なった萌出順序を示すことがしばしば見られる。
　歯の萌出時期の予測は、治療計画作成など歯科臨床上きわめて重要である。
　本章では、歯の萌出時期を各個人ごとに縦断調査し、咬合成立の初期段階における萌出が各歯間でいかなる関連性を有するかを追及した。そして、萌出のメカニズムを解明し、回帰分析を用いて萌出時期の予測を行い、その結果から臨床的応用を試みた。

1 萌出時期の決め方

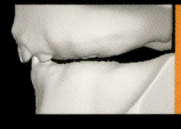

萌出時期は、佐藤歯学研究所においては、Karrの手法に準じて「口腔内で歯が肉眼で確認し得た時点」と定義づけた。

萌出の過程をI〜V段階に分類し、表1-1に示した。

表1-1 咬合面萌出段階の分類

歯種 段階	萌出段階	萌出段階
I	切歯：切縁の一部 犬歯：尖頭の一部	上顎第一大臼歯： 近心頰側咬頭および 近心舌側咬頭の一部
II	切歯：切縁と隅角の一部 犬歯：近心・遠心縁の一部	上顎第一大臼歯： 近心舌側咬頭と 遠心頰側咬頭
III	切歯：切縁と隅角 犬歯：近心・遠心縁の隅角の一部	上顎第一大臼歯： 咬合面約1/3〜2/3 中央溝の一部・遠心舌側咬頭
IV	切歯：切縁（切端）全部 犬歯：近遠心の隅角まで全部	上顎第一大臼歯： 咬合面の約2/3 中央溝・遠心舌側溝
V		上顎第一大臼歯： 遠心辺縁まで全部

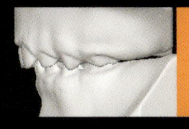

2 乳歯の萌出時期

(1) 萌出時期

上顎は男子が女子よりも、第一大臼歯を除きすべての歯種で早い。下顎は、第一・第二乳臼歯を除き、男子が早かった。萌出時期の男女差は、下顎乳側切歯と下顎第一乳臼歯を除き1ヵ月早い（表1−2）。

表1−2　乳歯萌出時期

	歯種	例数	上顎 平均値(月)	分散	標準偏差	最大値(月)	最小値(月)	下顎 平均値(月)	分散	標準偏差	最大値(月)	最小値(月)
男子	乳中切歯	66	10.8	5.61	2.37	17	7	9.1	4.19	2.04	15	5
	乳側切歯	66	12.2	12.20	2.58	19	7	13.1	9.12	3.02	20	6
	乳犬歯	66	18.4	18.40	3.01	25	12	19.8	12.84	3.58	27	12
	第一乳臼歯	66	17.3	17.30	2.37	24	12	18.2	5.42	2.33	23	14
	第二乳臼歯	66	29.0	29.00	3.47	38	23	27.6	10.46	3.23	35	22
女子	乳中切歯	34	12.2	4.94	2.22	15	8	10.0	3.04	1.75	13	7
	乳側切歯	34	13.9	7.57	2.75	19	10	14.0	6.13	2.48	19	10
	乳犬歯	34	19.1	13.51	3.68	27	12	20.5	14.75	3.84	31	16
	第一乳臼歯	34	16.2	8.23	2.87	22	12	17.0	8.47	2.91	22	12
	第二乳臼歯	34	29.8	12.94	3.60	37	24	26.6	9.79	3.13	32	20

（DVD参照）

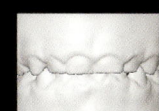

(2) 乳歯萌出時期の分布

乳歯の萌出時期の分布はほとんどが1年前後であり、下顎乳犬歯以外は男女差はほとんどなかった（表1−3）。

表1−3　乳歯萌出時期分布（個体差を表わす分布）　　単位（％）

月齢	4	6	8	10	12	14	16	18	20	22	24	26	28	30	32	34	36
上顎																	
乳中切歯		12	22	44	14	8											
乳側切歯		4	16	15	39	13	10	3	2								
乳犬歯				3	8	8	22	25	19	10	5						
第一乳臼歯				2	7	21	25	29	11	4	1						
第二乳臼歯										3	12	23	29	11	9	10	3
下顎																	
乳中切歯	4	20	41	24	9	2											
乳側切歯	2	2	10	11	38	19	13	4	1								
乳犬歯				2	3	9	16	17	23	20	4	4		2			
第一乳臼歯				3	6	12	33	25	17	4							
第二乳臼歯							1		13	21	19	24	15	4	2		

(3) 身長、体重と萌出の関連

　歯の萌出は、成長発育の指標と考えられる。乳歯の萌出時期は、年齢、身長、体重と関連がある。臨床時には身体発育との関連を注意して診断することが必要である。

　下顎の乳中切歯が一番に萌出し、その平均は約9ヵ月、身長は68cm、体重7.5kgである。しかし、表1-3をみた場合は、下顎の乳中切歯の萌出時期は4ヵ月から始まり8ヵ月までに65％が萌出していた。

　上顎の乳中切歯は6ヵ月から萌出し、10ヵ月で78％が萌出していた。上下顎乳中切歯の萌出時期の分布は4ヵ月から14ヵ月であり、それ以外の歯の分布については1年半またはそれ以上の乳歯萌出時期の分布を示している(表1-4、5)。

表1-4　乳歯萌出時期の身長

性別	男子	女子
顎別 / 歯種	上顎 cm SD	上顎 cm SD
乳中切歯	70.23±2.11	69.97±2.47
乳側切歯	71.29±2.07	71.52±2.35
乳犬歯	77.22±1.84	77.42±1.96
第一乳臼歯	76.38±2.55	76.08±2.67
第二乳臼歯	83.14±0.95	83.01±1.22

性別	男子	女子
顎別 / 歯種	下顎 cm SD	下顎 cm SD
乳中切歯	68.06±2.22	67.63±2.22
乳側切歯	72.52±2.13	71.97±2.24
乳犬歯	78.20±1.94	77.93±2.74
第一乳臼歯	77.19±2.75	76.71±2.77
第二乳臼歯	83.90±2.21	83.12±2.12

表1-5　乳歯萌出時期の体重

性別	男子	女子
顎別 / 歯種	上顎 kg SD	上顎 kg SD
乳中切歯	7.890±1.47	7.940±0.59
乳側切歯	8.510±0.86	8.400±1.08
乳犬歯	10.150±1.24	9.830±0.96
第一乳臼歯	9.840±1.08	9.420±1.53
第二乳臼歯	11.710±0.95	11.010±1.17

性別	男子	女子
顎別 / 歯種	下顎 kg SD	下顎 kg SD
乳中切歯	7.620±0.68	7.490±2.45
乳側切歯	8.690±0.91	8.610±0.83
乳犬歯	10.320±0.95	10.090±1.02
第一乳臼歯	9.990±1.00	9.480±0.92
第二乳臼歯	12.110±0.91	11.020±1.12

(4) 萌出順序

　乳歯の萌出順序型は、上顎が5型、下顎が3型であった。A→B→D→C→E型が上顎で71.59％、下顎で77.81％みられ、この型を萌出順序の典型としてみることができる(表1-6)。

表1-6　乳歯顎別萌出順序(性別・左右側を合計した場合)

顎別	萌出順序型	例数	出現率(%)
上顎	A-B-D-C-E	242	71.59
	A-B-C-D-E	85	25.15
	B-A-D-C-E	6	1.78
	A-D-B-C-E	3	0.89
	B-A-C-D-E	2	0.59
下顎	A-B-D-C-E	263	77.81
	A-B-C-D-E	69	20.41
	A-D-B-C-E	6	1.78

A - 乳中切歯
B - 乳側切歯
C - 乳犬歯
D - 第一乳臼歯
E - 第二乳臼歯

乳歯上下顎を合わせた場合の萌出順序は、もっとも多い順序型が97例中56例であり、それ以外の順序型は個人差が大きく、そのほとんどが各1例ずつであり、乳側切歯、乳犬歯に起因している。したがって、萌出順序ＡＡＢＢＤＤＣＣＥＥの順序型は、萌出順序型の典型とみることができる（表1-7）。

表1-7 乳歯萌出順序を上下顎同時観察した場合

萌出順序型番号	萌出順序型	例数	出現率（%）
1	A-A-B-B-D-D-C-C-E-E	56	56.0
2	A-A-B-B-D-D-C-C-E-E	7	7.0
3	A-A-B-B-C-C-D-D-E-E	6	6.0
4	A-A-B-B-D-D-C-C-E-E	6	6.0
5	A-A-B-B-D-C-D-C-E-E	4	4.0
6	A-A-B-B-D-C-D-C-E-E	2	2.0
7	A-B-A-B-C-C-D-D-E-E	2	2.0
他1例17型			

■ - 上顎
■ - 下顎
A - 乳中切歯
B - 乳側切歯
C - 乳犬歯
D - 第一乳臼歯
E - 第二乳臼歯

乳歯の代表的順序型を顎別に図1-1に示した。

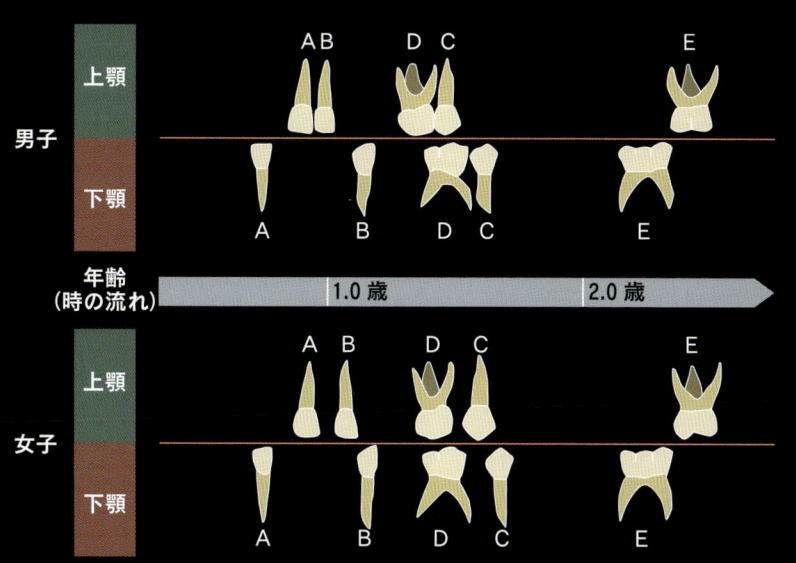
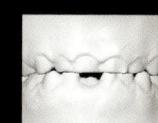

図1-1 乳歯萌出の代表的順序型模式図

臨床メモ

乳歯萌出時期の分布は1年～1年半で、個人差も考えられるが、1歳半検診の時には大部分の幼児が第一乳臼歯までの萌出が完了している。
　3歳児検診においては、全乳歯が萌出完了し、咬合が成立し、乳歯列の安定がみられる。臨床においては、その時点での咬合や歯列弓の状態の診査が必要であり、その時点で種々の異常が認められた場合は、矯正の治療をはじめることを考慮に入れる必要がある。

3 第一大臼歯の萌出時期の予測
第二乳臼歯萌出時期からの予測―重回帰分析

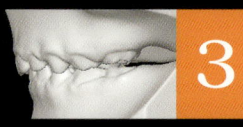

　第一大臼歯は永久歯列および咬合の成立におけるキーポイントである。
　乳歯の萌出は3歳ごろまでに完了する。この時期に第一大臼歯の萌出時期の予測が可能であることは歯科臨床上極めて重要と考えられる。
　第二乳臼歯は第一大臼歯との関係を考えると最も近接した歯であり、第一生歯であるので上下顎第二乳臼歯の萌出時期を説明変数として選択し、重回帰分析を行った。結果、決定係数（r^2）は上顎第一大臼歯で0.789、下顎第一大臼歯で0.655と大きな値を示したことから、以下の予測式から高い確率で第一大臼歯の萌出時期を予測できた（表1-8）。

> **臨床メモ**
>
> 　永久歯列構成の前段階として、健全な乳歯列の歯列を確保し、乳歯の萌出時期を知ることにより、第一大臼歯の萌出時期が高い確率で予測可能であった。第一大臼歯のう蝕予防のための定期検診時期の設定など小児期の口腔管理を進める上で有意義であるといえる。

表1-8　第一大臼歯萌出時期の重回帰分析値（変数選択法）

萌出時期予測対象歯	選択された説明変数	標準偏回帰係数	決定係数（r^2）	重相関係数（r）
上顎第一大臼歯	E	1.349	0.789	0.888
	e	0.292		
下顎第一大臼歯	E	0.915	0.655	0.809
	e	－0.057		

予測式は、
　　上顎第一大臼歯は、Y＝1.349 X（E）＋（　0.292）X（e）＋40.52
　　下顎第一大臼歯は、Y＝0.915 X（E）＋（－0.057）X（e）＋45.05

　　Y：萌出時期（第一大臼歯）（月数）
　　X（E）：上顎第二乳臼歯の萌出時期（月数）
　　X（e）：下顎第二乳臼歯の萌出時期（月数）

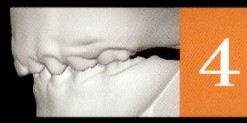

4 永久歯の萌出時期

(1) 萌出時期

女子の萌出時期が男子の萌出時期より早く、上下顎犬歯において10ヵ月以上の差が見られた。上下顎同名歯の萌出時期は、下顎歯が上顎歯の萌出時期より早かった(表1-9)。

表1-9 永久歯萌出時期

	歯種	例数（上顎）	平均値(月)	標準偏差	最大値(月)	最小値(月)	例数（下顎）	平均値(月)	標準偏差	最大値(月)	最小値(月)
男子	中切歯	77	88.7	10.6	114.0	68.5	102	77.3	8.0	96.7	63.8
	側切歯	71	103.0	11.0	143.8	82.4	76	87.7	9.3	109.1	69.5
	犬歯	66	135.4	13.7	173.9	111.8	69	125.6	14.4	165.9	94.4
	第一小臼歯	67	126.4	17.1	163.3	72.9	70	123.9	17.9	168.0	84.7
	第二小臼歯	64	136.5	17.1	173.4	79.1	61	131.4	20.1	181.4	89.0
	第一大臼歯	87	80.2	9.8	105.1	59.8	90	76.6	8.9	98.7	53.6
	第二大臼歯	55	152.2	13.0	177.3	125.0	62	146.8	13.5	183.3	120.9
女子	中切歯	49	86.0	9.1	114.2	67.1	53	74.9	8.0	100.3	64.2
	側切歯	56	96.3	10.0	126.1	77.0	52	83.7	7.9	100.3	71.6
	犬歯	53	123.2	11.3	158.3	104.8	58	110.3	11.6	138.3	81.2
	第一小臼歯	55	122.2	11.9	150.1	95.9	56	117.2	15.1	151.8	75.0
	第二小臼歯	58	131.6	14.5	170.3	95.9	54	126.8	15.6	161.2	85.9
	第一大臼歯	52	79.2	9.5	100.9	61.7	53	75.3	8.4	100.3	57.6
	第二大臼歯	61	149.8	15.1	178.8	111.3	57	142.3	13.5	199.7	107.6

(DVD参照)

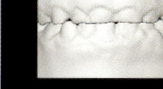

(2) 永久歯萌出時期の分布

犬歯・第一小臼歯・第二小臼歯の萌出時期の個人差は中切歯、側切歯および第一大臼歯の個人差よりも大きい傾向にあった。永久歯の萌出は乳歯の萌出と比較すると個人差が大きく、最も範囲の小さな下顎中切歯でも最小値から最大値までの差が30ヵ月(2年6ヵ月)もみられた。また、最も差の大きな男子上顎犬歯では94ヵ月(7年)もの差がみられた。

萌出時期の分布を各歯種で比較した(図1-2、3)。

> **臨床メモ**
>
> 臨床現場において、親から「自分の子供の歯が生えるのが遅すぎるのではないか」という質問を受けることがよくある。その時は、永久歯萌出時期の平均値と標準偏差、そして萌出時期の分布を参考にすることにより個人差が非常に大きく、たいていの場合は、正常の範囲内であると答える事ができる。

歯科臨床のための前半期の萌出と咬合

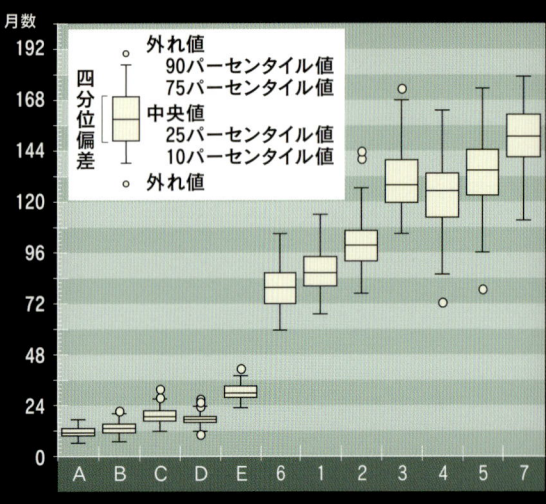

図1-2　萌出時期の分布（上顎、男女計）

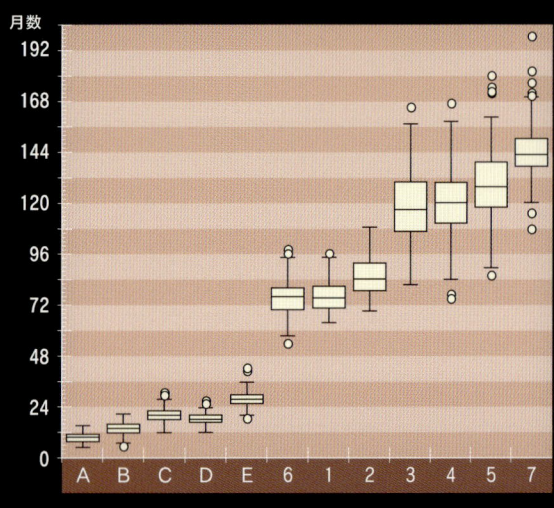

図1-3　萌出時期の分布（下顎、男女計）

(3) 萌出順序

永久歯全体の萌出順序は表1-10に示すように、上顎では25型、下顎では28型と、個人差が大きい。上顎では 6 - 1 - 2 - 4 - 3 - 5 - 7 、下顎では 1 - 6 - 2 - 3 - 4 - 5 - 7 、 6 - 1 - 2 - 3 - 4 - 5 - 7 が代表的な萌出順序型である。

表1-10　永久歯の萌出順序の発現率

上　顎			下　顎		
萌出順序	例数	出現率	萌出順序	例数	出現率
6 - 1 - 2 - 4 - 3 - 5 - 7	30	32.3%	1 - 6 - 2 - 3 - 4 - 5 - 7	19	23.5%
6 - 1 - 2 - 3 - 4 - 5 - 7	12	12.9%	6 - 1 - 2 - 3 - 4 - 5 - 7	10	12.3%
6 - 1 - 2 - 4 - 5 - 3 - 7	10	10.8%	6 - 1 - 2 - 4 - 3 - 5 - 7	9	11.1%
1 - 6 - 2 - 4 - 3 - 5 - 7	8	8.6%	6 - 1 - 2 - 4 - 5 - 3 - 7	7	8.6%
1 - 6 - 2 - 4 - 5 - 3 - 7	6	6.5%	6 - 1 - 2 - 5 - 4 - 3 - 7	4	4.9%
1 - 6 - 2 - 3 - 4 - 5 - 7	3	3.2%	1 - 6 - 2 - 4 - 3 - 5 - 7	3	3.7%
6 - 1 - 2 - 3 - 4 - 5 - 7	2	2.2%	1 - 6 - 2 - 4 - 5 - 3 - 7	3	3.7%
6 - 1 - 2 - 75 - 4 - 3 - 7	2	2.2%	1 - 6 - 2 - 3 - 4 - 7 - 5	3	3.7%
6 - 1 - 2 - 4 - 5 - 3 - 7	2	2.2%	6 - 1 - 2 - 3 - 4 - 7 - 5	2	2.5%
6 - 1 - 2 - 4 - 3 - 7 - 5	2	2.2%	1 - 6 - 2 - 5 - 3 - 4 - 7	2	2.5%
1 - 2 - 6 - 3 - 4 - 5 - 7	2	2.2%	6 - 1 - 2 - 3 - 4 - 5 - 7	2	2.5%
以下1例14型			以下1例17型		

臨床メモ

　永久歯は下顎第一大臼歯、下顎中切歯から萌出が始まる。過去の報告では、下顎第一大臼歯が最も早く萌出し、下顎中切歯が続いている、という報告が多い。しかし近年の報告では、下顎中切歯が下顎第一大臼歯より早く萌出するという報告が見られる。今回の著者らの調査では萌出時期の平均値は、下顎第一大臼歯が下顎中切歯より早いという結果であるが、その差は小さくほぼ同時期である。

(4) 萌出順序の多様性

下顎第一大臼歯と下顎中切歯の萌出順序は 6→1、1→6 がほぼ同数であった。上顎は、第一大臼歯が中切歯に先行して萌出するケースが多く、平均値も 7～8 ヵ月中切歯より第一大臼歯が早くなっていた。上下顎ともに、第一大臼歯、中切歯に続き、約 1 年後に側切歯が萌出してくる（表 1 -11a）。

側方歯群である犬歯、第一および第二小臼歯の萌出は、各個人ごとの個人差が大きく萌出順序型も上顎で 9 型、下顎でも 8 型に分かれていた。しかし、上顎では 4→3→5、下顎では 3→4→5 の萌出型が最も多くみられた（表 1 -11b、図 1 - 4）。

表 1 -11a　第一大臼歯と中側切歯の萌出順序

上顎			下顎		
萌出順序	例数		萌出順序	例数	
6 - 1 - 2	70	80.5%	6 - 1 - 2	39	52.0%
1 - 6 - 2	18	20.7%	1 - 6 - 2	36	48.0%
1 - 2 - 6	2	2.3%	1 - 2 - 6	4	5.3%
6・1 - 2	3	3.4%	6・1 - 2	2	2.7%

表 1 -11b　側方歯の萌出順序

上顎			下顎		
萌出順序	例数		萌出順序	例数	
4 - 3 - 5	42	48.3%	3 - 4 - 5	40	53.3%
4 - 5 - 3	21	24.1%	4 - 3 - 5	16	21.3%
3 - 4 - 5	18	20.7%	4 - 5 - 3	11	14.7%
3・4 - 5	3	3.4%	5 - 4 - 3	5	6.7%
5 - 4 - 3	3	3.4%	5 - 3 - 4	3	4.0%
以下 1 例 4 型			以下 1 例 3 型		

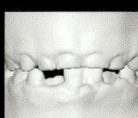

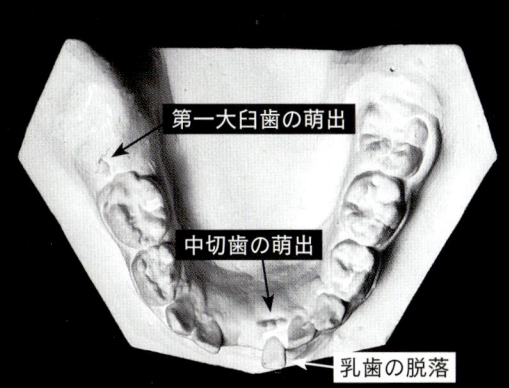

図 1 - 4　6|1 同時萌出

永久歯の萌出順序には多数の順序型がみられる。しかし、その多くは第一大臼歯・中切歯・側切歯の萌出順序または側方歯群の萌出順序が変化することによるものである。このことから 6 - 1 - 2 の萌出時期である 6 歳前後、側方歯群 4 - 3 - 5、3 - 4 - 5 が萌出してくる 8 歳から 13 歳頃は特に口腔内の成長発育が大きく変化する時期である。この時期の異常は不正咬合の発現に直結している。

(5) 萌出順序の各個人の実際

歯の萌出と顎の成長は大きな関連をもっており、この時期の多様な成長過程が観察されるということは不正咬合を発現させる要因を多く持つことであろう。臨床において必要なことは一本の歯の萌出時期だけ見るのでなく、口腔内状況をスタディモデル、X線写真などにより注意深く観察し、今後の歯の萌出や歯列咬合の推移を予測することが必要である。

萌出順序の中に少数例ではあるが、第二小臼歯が第一小臼歯や犬歯より早く萌出してくる例が見られた。これは多くの場合、第二乳臼歯がう蝕による歯冠崩壊から早期脱落している場合であった。歯冠崩壊をきたしているので、第一大臼歯の近心移動を伴うことが多く、う蝕処置はもちろんであるが保隙などの咬合、歯列の保全を図る必要がある。

（DVD参照　No.208　上顎 6 1 2 4 3 7 5　下顎 1 6 2 5 3 4 7
　　　　　　No.174　上顎 6 1 2 4 3 5 7　下顎 6 1 2 5 4 3 7
　　　　　　No.577　上顎 6 1 2 3 4 5 7　下顎 6 1 2 4 3 5 7）

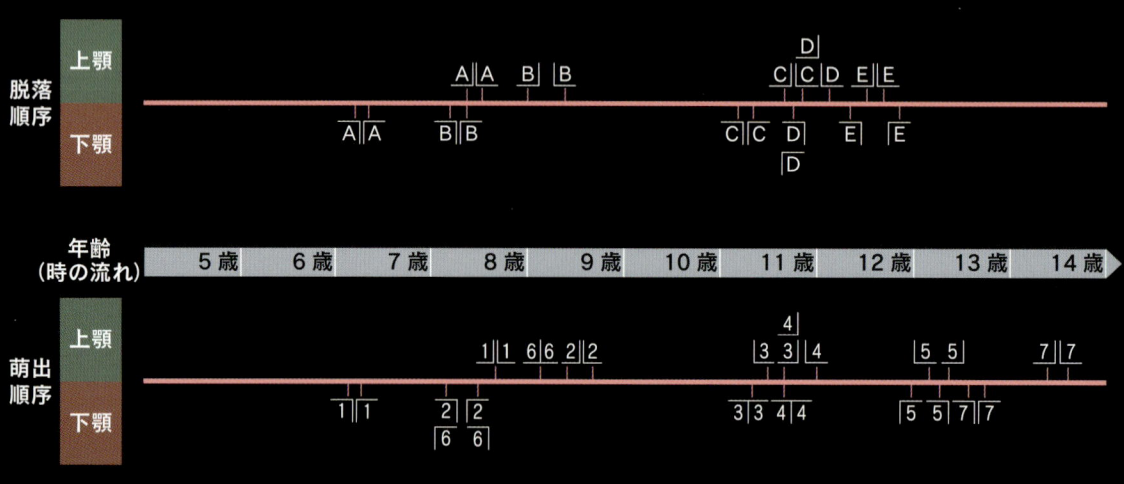

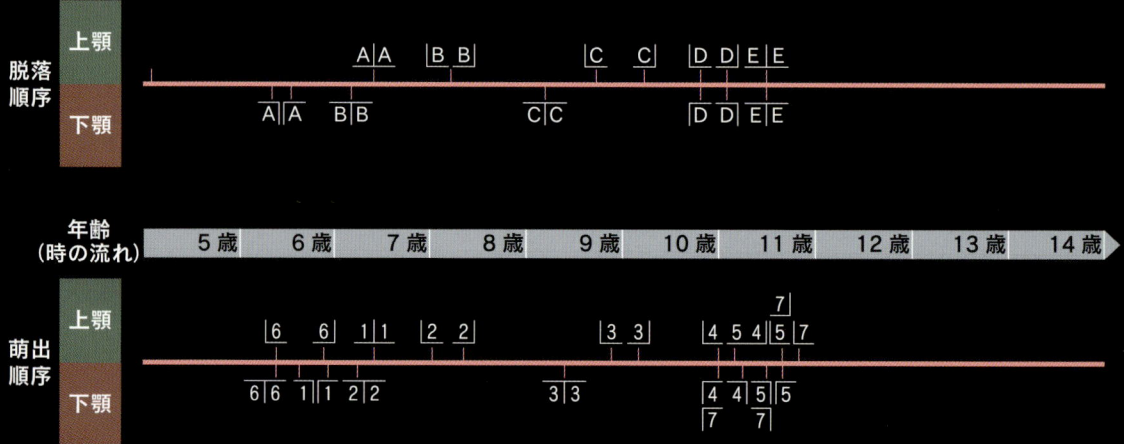

図1-5　乳歯の脱落と永久歯の交換順序例。乳歯の萌出と脱落（交換）は永久歯萌出と密接な関連を示している

5 第一大臼歯の萌出

(1) Terminal Plane

上下顎第二乳臼歯の遠心面の近遠心的関係によってつくられる面を Terminal Plane という（図1-16、表1-12）。

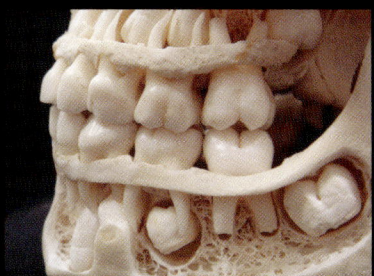
Vertical type
上下顎第二乳臼歯遠心面が垂直なもの

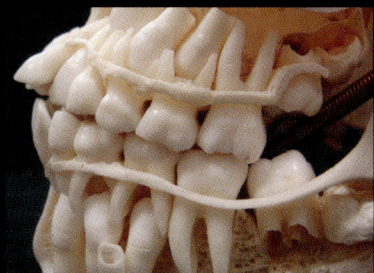
Mesial Step type
下顎の遠心面が、上顎よりも近心面にあるもの

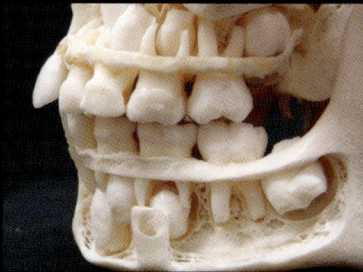
Distal Step type
下顎の遠心面が上顎よりも遠心面あるもの

図1-6　Terminal Plane

表1-12　Terminal Plane の発現率

両側 V	53.6%
両側 M	17.3%
両側 D	0.5%
片側 V ＋ 片側 M	26.0%
片側 V ＋ 片側 D	2.6%

3歳6ヵ月の乳歯咬合が完成した時期の模型を示した。正面正中線で咬合し、乳歯列形態は円型で、咬合関係は乳歯特有の1歯対1歯の咬合、Terminal Plane は両側第二乳臼歯遠心面が垂直で Vertical Type である（図1-7）。

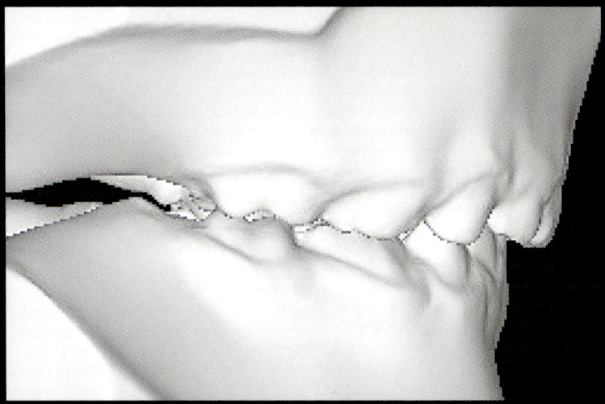
図1-7　Vertical Type

(2) Terminal Plane と第一大臼歯の関連

Terminal Plane が Vertical type は上下顎第一大臼歯は Angle Ⅰ級になり、Mesial step type の場合は、その step の状態が著しいものでない限り、Angle Ⅰ級になる。また、Distal step type の場合は Angle Ⅱ級になりやすい(図1‐8)。

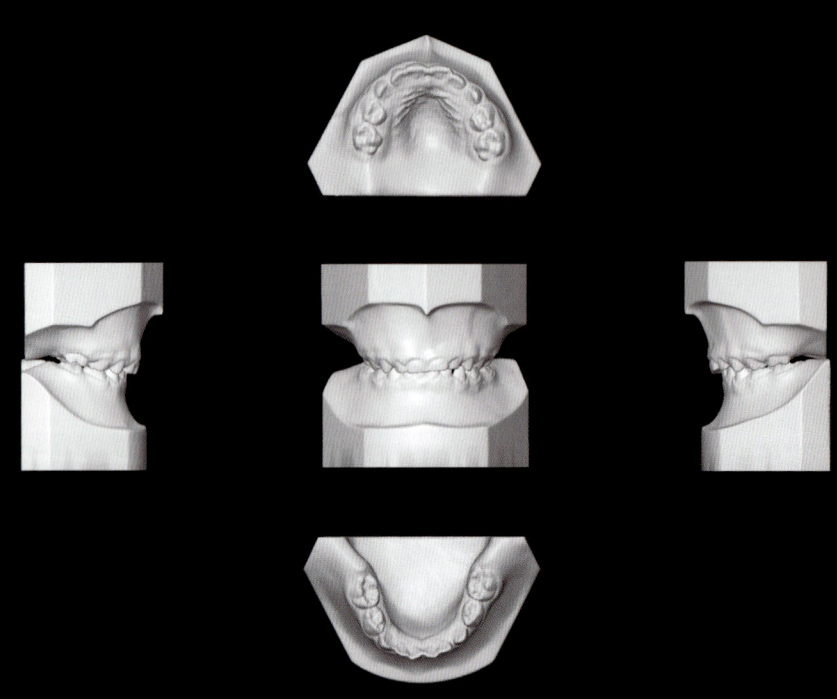

図1‐8　乳歯列完成時(咬合面、咬合正面、咬合左右側面)

(3) 第一大臼歯の萌出方向

上顎と下顎の第一大臼歯は顎骨内での歯冠の発育方向が異なっている。

上顎第一大臼歯は、第二乳臼歯の遠心後方向に向かって萌出する。萌出開始後は、第二乳臼歯遠心面に沿って、近心に方向を転換しながら、咬合平面に達する(図1‐9～11)。

下顎第一大臼歯は、第二乳臼歯遠心面に沿い、近心方向に向かって萌出し、咬合平面に達する。

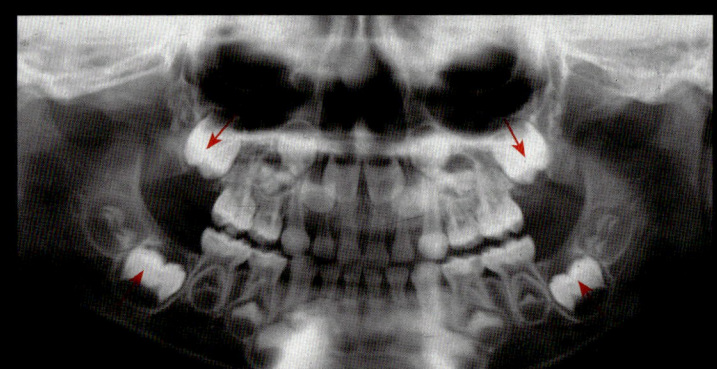

図1‐9　乳歯列の咬合　第一大臼歯の萌出方向を矢印で示す(男子4歳3ヵ月)

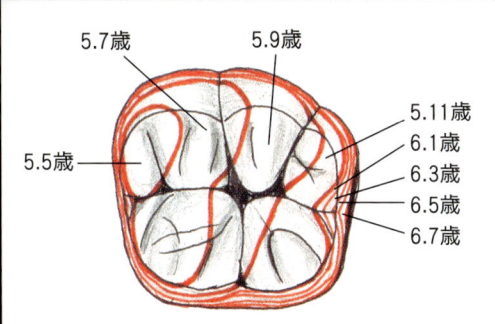

図1-10 下顎右側第一大臼歯歯冠萌出過程(全歯冠萌出まで約1年2ヵ月を要している)
下顎第一大臼歯は上顎歯よりいくらか早期に萌出し、咬合面が全部萌出するまでに1年以上を要する。

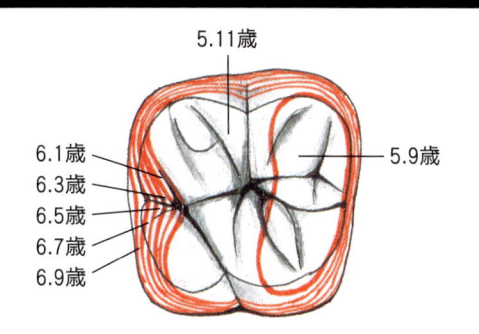

図1-11 上顎右側第一大臼歯歯冠萌出過程(全歯冠萌出まで約1年を要している)
上顎第一大臼歯は6歳前後に近心頬側咬頭から萌出し、約1年かかって咬合面全体が萌出完了する。

臨床メモ

　第一大臼歯萌出完了期間は、清掃および予防が困難な低年齢であり、位置的に乳歯列の最後方部に萌出し、萌出完了まで長期間を要するので、最もう蝕に罹患する危険性がある。
　したがって、臨床では第一大臼歯の萌出期間は最も注意深いプラークコントロールが必要である(図1-12、13)。

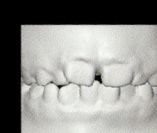

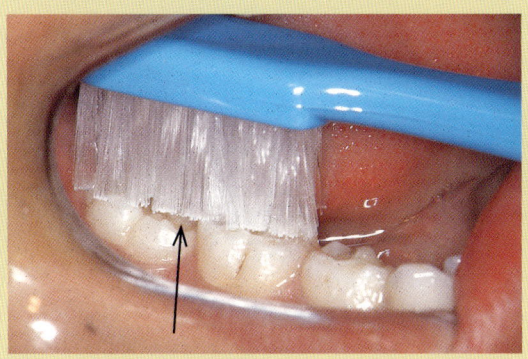

図1-12 第一大臼歯萌出時は、一般歯ブラシでは非常に刷掃が困難である

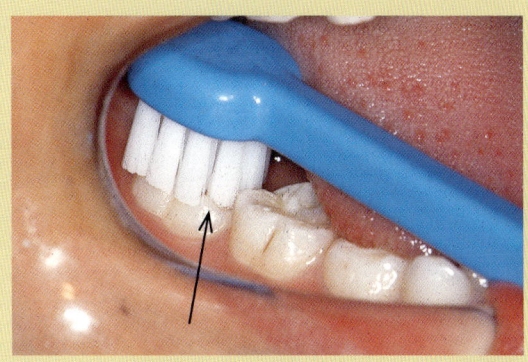

図1-13 臼歯用歯ブラシを用いると、咬合面全体の刷掃が容易である

臨床メモ

　Terminal Plane、第一大臼歯萌出方向萌出過程、萌出完了時期から考えると、4〜5歳頃に、乳臼歯のう蝕あるいは欠損を生じた場合には、第一大臼歯の近心移動を招きやすく、側方歯群の萌出余地に不足を起こしがちで、不正咬合の原因となる。したがって、側方歯群の萌出完了までの期間は十分に管理することが必要である。

歯科臨床のための前半期の萌出と咬合

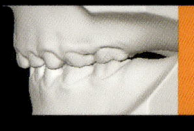 6　第一大臼歯萌出時の注意点

(1) 上顎第一大臼歯

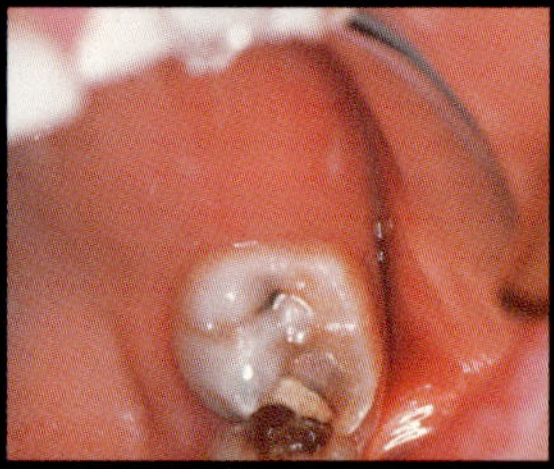

萌出開始	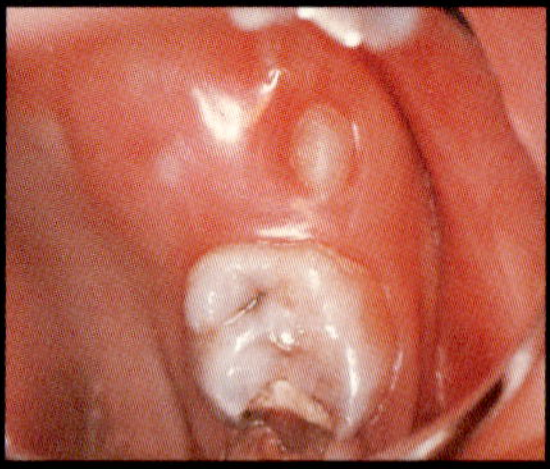 4週	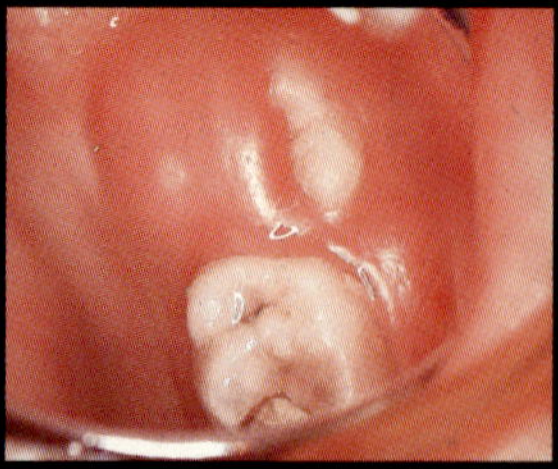 5週	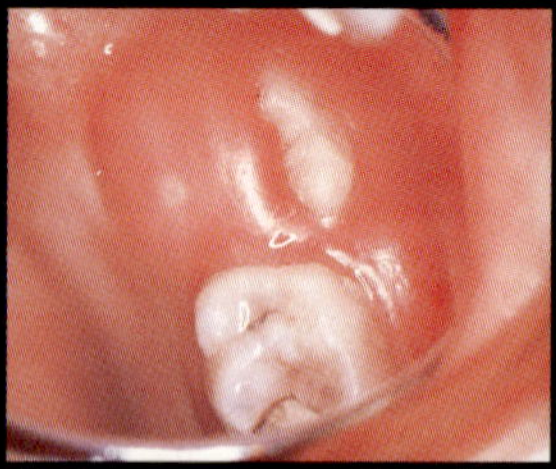 6週
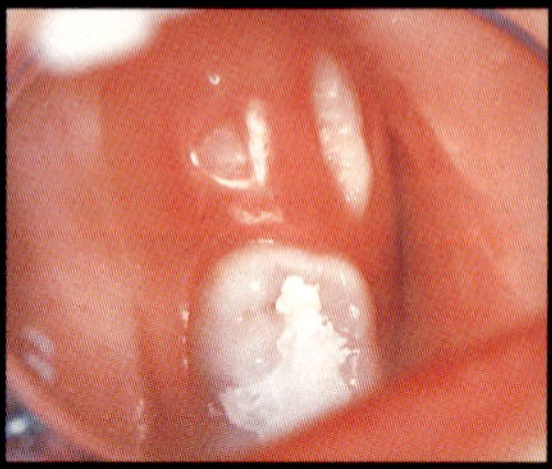 7週	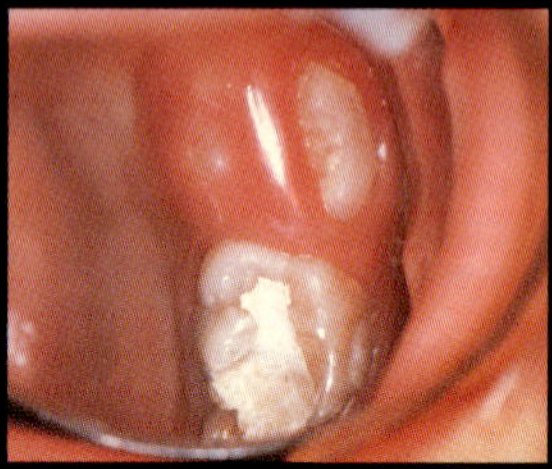 8週	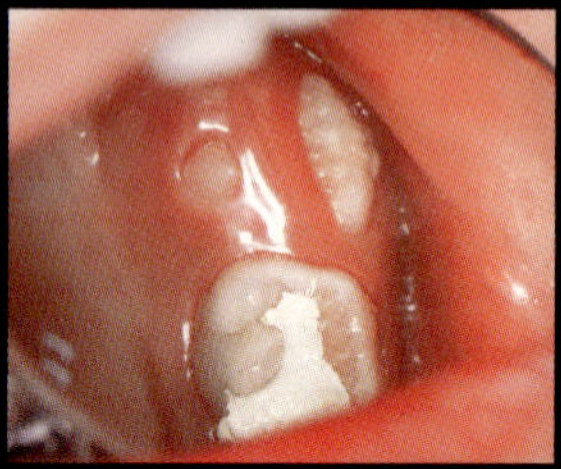 9週	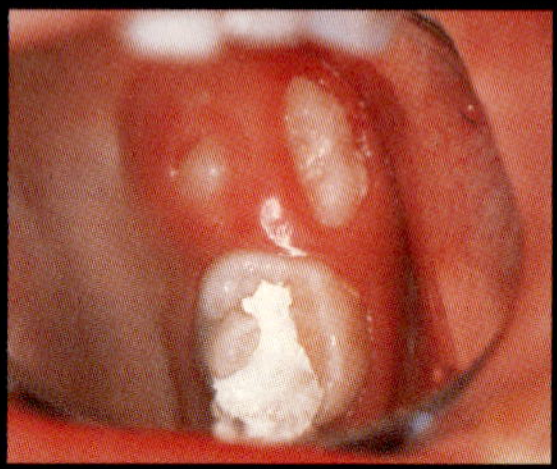 10週
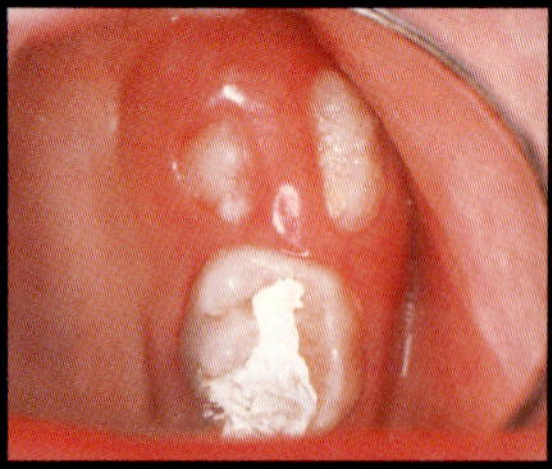 11週	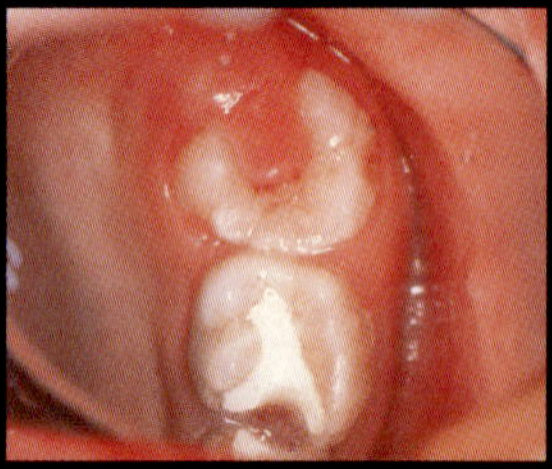 13週	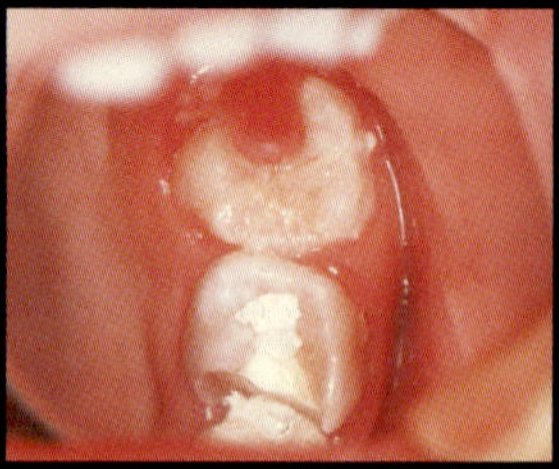 14週	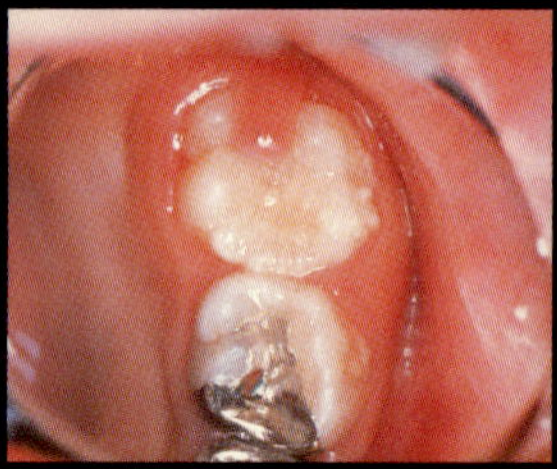 15週
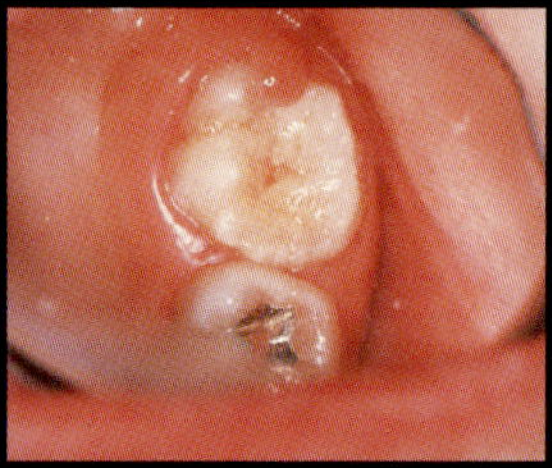 16週	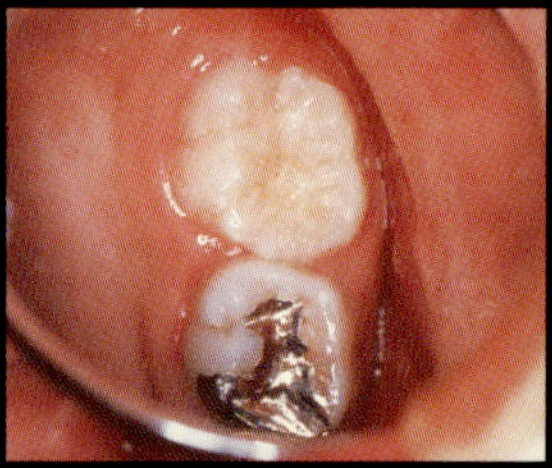 17週	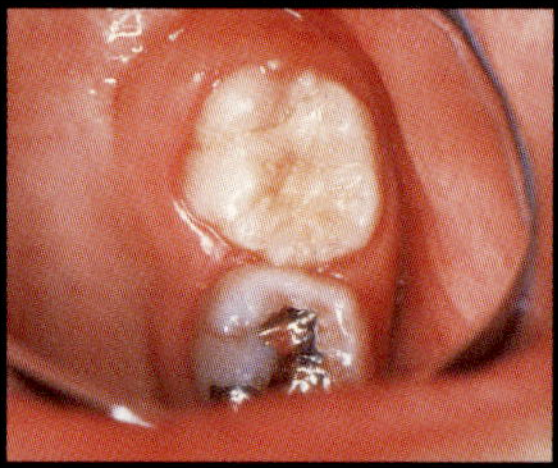 19週	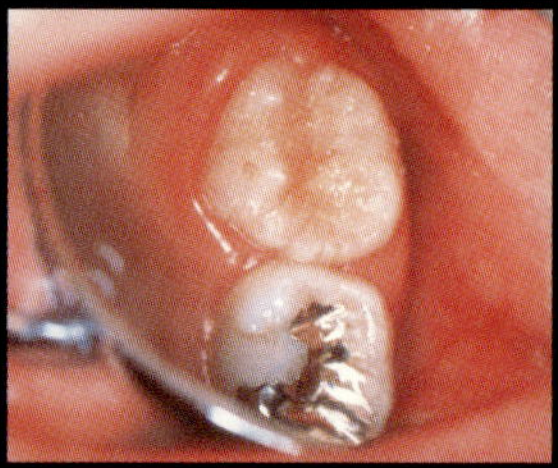 20週
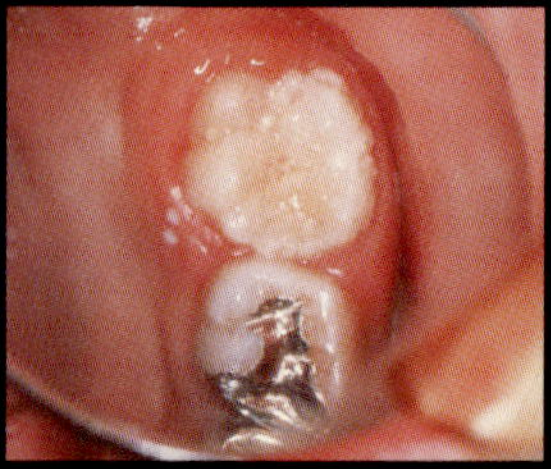 21週	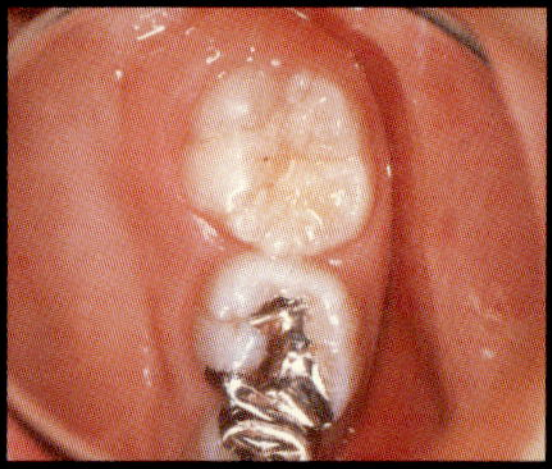 22週		

図1-14　上顎第一大臼歯咬合面の萌出を1週ごとの写真で追跡(萌出開始から完了まで)

各段階における注意点

1. 萌出開始直前に、第二乳臼歯後方の歯肉が大きく膨隆する。
2. 萌出段階Ⅰ：近心頬側咬頭萌出（1〜5週頃）。
3. 萌出段階Ⅱ：近心舌側咬頭と遠心頬側咬頭の一部が萌出し、歯肉は近遠心にわたり歯の中央を帯状に大きく被覆している（6〜11週頃）。
4. 萌出段階Ⅲ：中央の歯肉が分離し、咬合面2/3 近くまで萌出。この時期は、遊離歯肉付近を中心に汚染されやすく、清掃が困難で、う蝕罹患の危険性が高い（12〜15週頃）。
5. 萌出段階Ⅳ：咬合面は2/3 ないしそれ以上に萌出し、遠心辺縁部の歯肉を残すのみになる。この時期は、生活指導、フッ素および填塞などの予防法を考えるべきで、予防効果をあげるもっともよい時期である（15〜20週）。
6. 萌出段階Ⅴ：咬合面の萌出が完了する時期で、対合歯と咬合するまでに達しないので、食物残渣は停滞しやすい。
   したがって、一般の歯ブラシだけでは清掃しにくく、刷掃指導の工夫が必要である（21〜32週頃）（図1‐14）。

(2) 下顎第一大臼歯

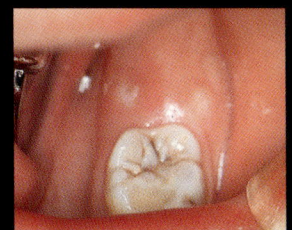 萌出開始
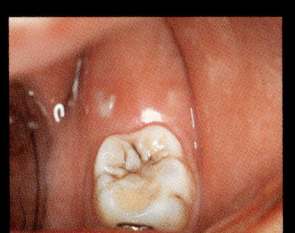 1週
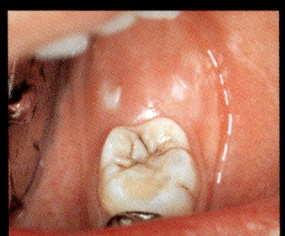 2週
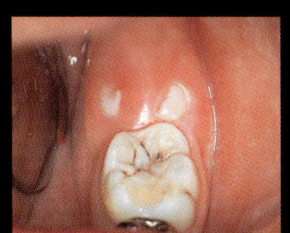 3週
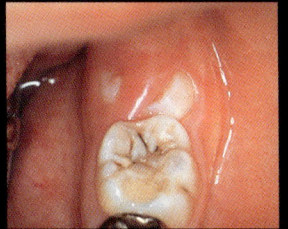 4週
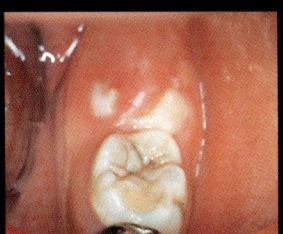 5週
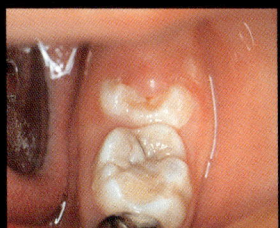 6週
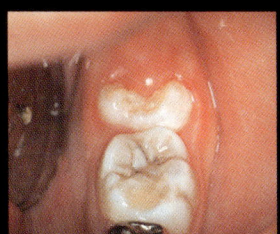 7週
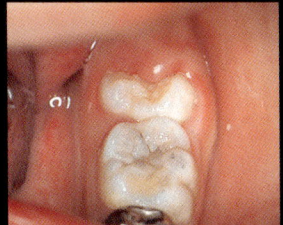 8週
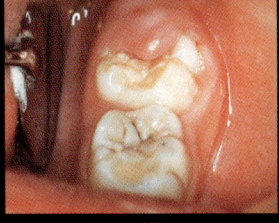 9週
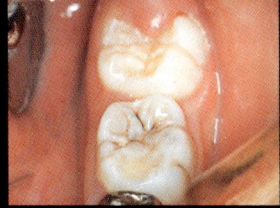 10週
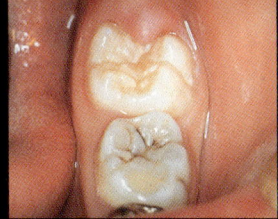 12週

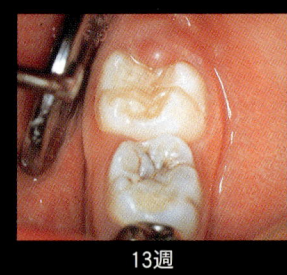 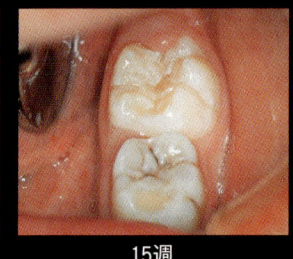 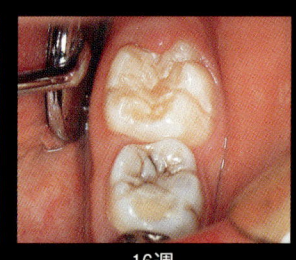 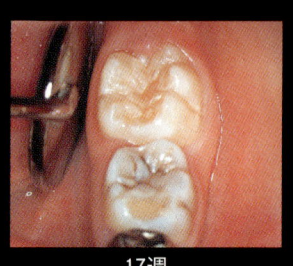
13週　　　　　　　　15週　　　　　　　　16週　　　　　　　　17週

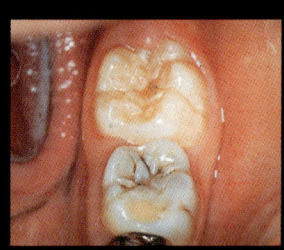 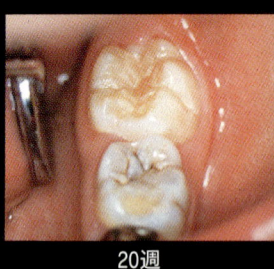 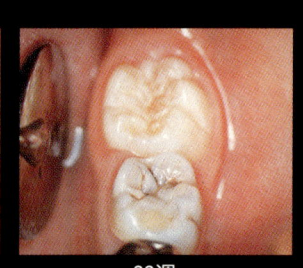
18週　　　　　　　　20週　　　　　　　　22週

図1-15　下顎第一大臼歯咬合面の萌出を1週ごとの写真で追跡（萌出開始から完了まで）

各段階における注意点
1．萌出開始直前に、第二乳臼歯の後方の歯肉が膨隆する。
2．萌出段階Ⅰ：近心頬側咬頭と近心舌側咬頭がわずかに萌出開始する。膨隆している歯肉によって、咬合が困難な状態をきたすことがある（1～3週頃）。
3．萌出段階Ⅱ：近心頬側咬頭と近心舌側咬頭が、近心辺縁から近心小窩まで萌出する。この時期は清掃が困難な状態であり、食物残渣が停滞して不潔になりやすい（4～7週頃）。
4．萌出段階Ⅲ：遠心頬側咬頭と遠心舌側咬頭の一部および中央小窩まで萌出する。歯肉辺縁付近が不潔になりやすく、引き続き、清掃が困難で、う蝕が発病しやすい要注意時期である（8～10週頃）。
5．萌出段階Ⅳ：遠心咬頭が萌出し、歯肉は遠心辺縁を覆っている。咬合面の小窩裂溝は口腔内に露出するので、汚染はされるものの清掃も可能な時期になる。したがって、刷掃指導と同時に、予防填塞法、フッ素塗布などを実施する時期である（11～20週頃）。
6．萌出段階Ⅴ：咬合面の萌出は完了時期であるが、対合歯と咬合するまでには達しないので、咬合面の刷掃指導を十分に行うことが必要である（図1-15）。

第2章
歯列弓の発育

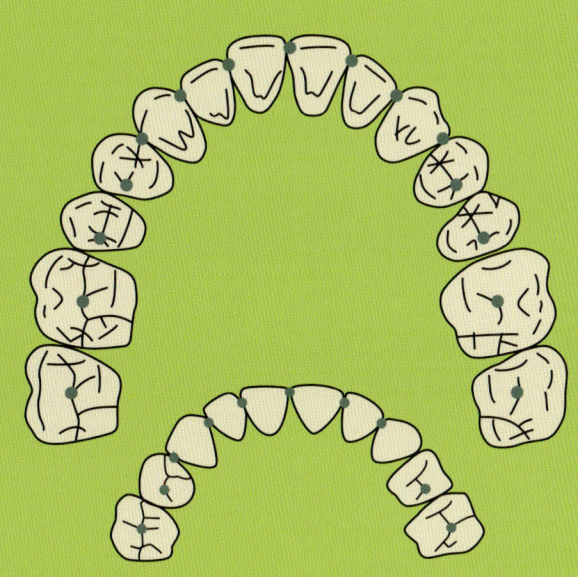

歯列の発育は歯の萌出によって始まり、切歯群から最後臼歯の萌出完了によって上下顎の歯列が完成し、咬合が成立する。

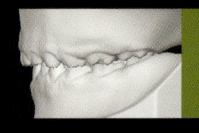

1 歯列弓の発育

　歯列の発育は歯の萌出によって始まり、切歯群から最後臼歯の萌出完了によって上下顎の歯列が完成し、咬合が成立する。
　歯列弓の幅径および歯列弓長径が乳歯列期より混合歯列期を経て永久歯列期までどのような変化をしながら成長発育をするかについて知ることは、小児歯科及び矯正の臨床において極めて重要である。そのために個人の連続した歯列弓の成長発育経過を詳細に観察した（図2－1）。

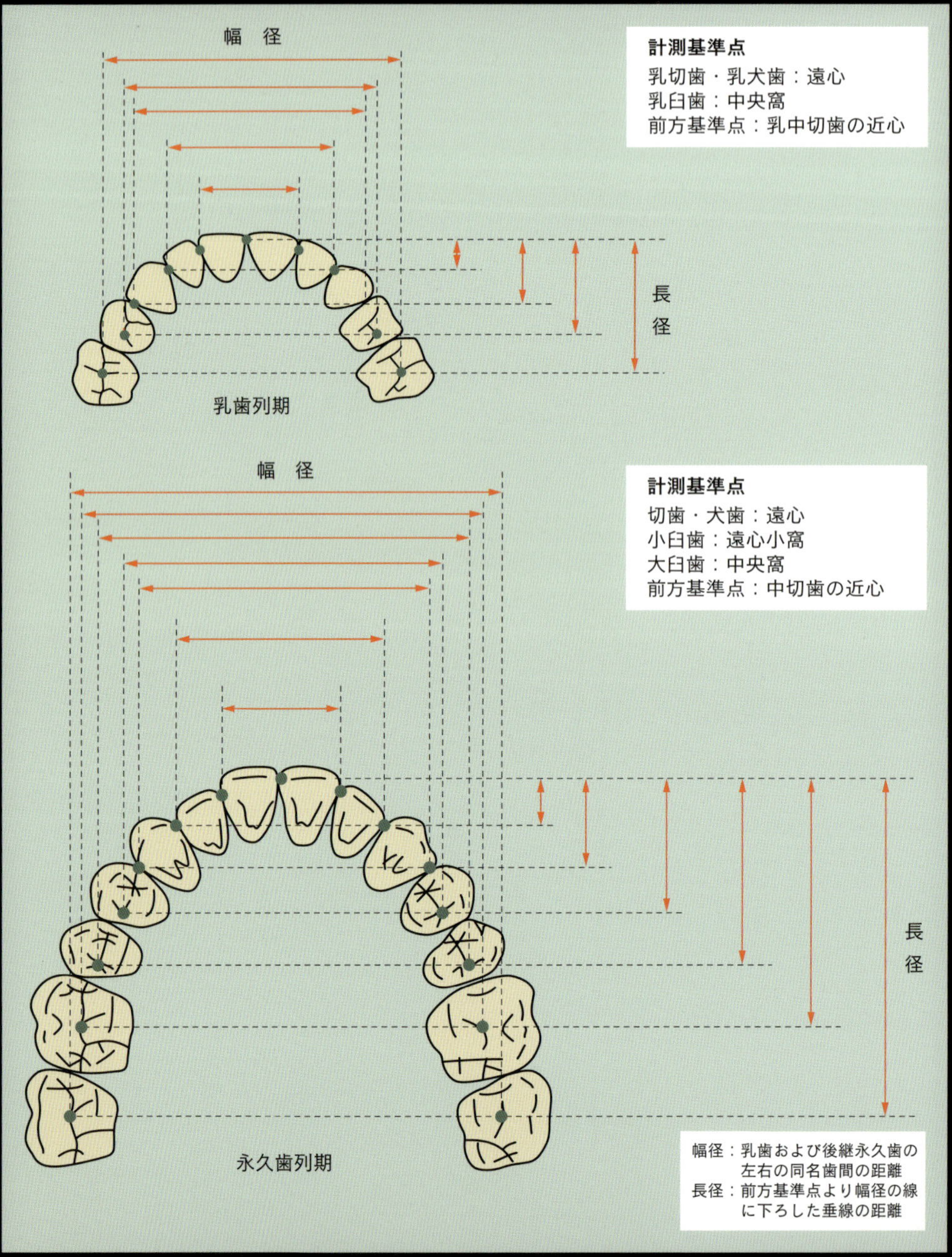

図2－1　計測部位と方法

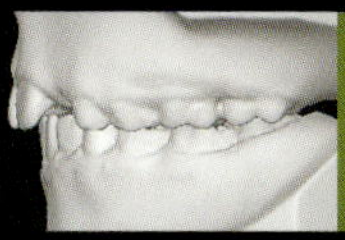

2 歯列弓の幅径

(1) 上顎幅径の年齢推移

切歯は6歳頃より拡大して混合歯列期に移行し、永久歯列期に安定した。
側方歯群は乳歯列期から徐々に拡大し、永久歯と交換後安定した。
性差は乳歯列期、永久歯列期を通じて男子が女子よりも大きい。

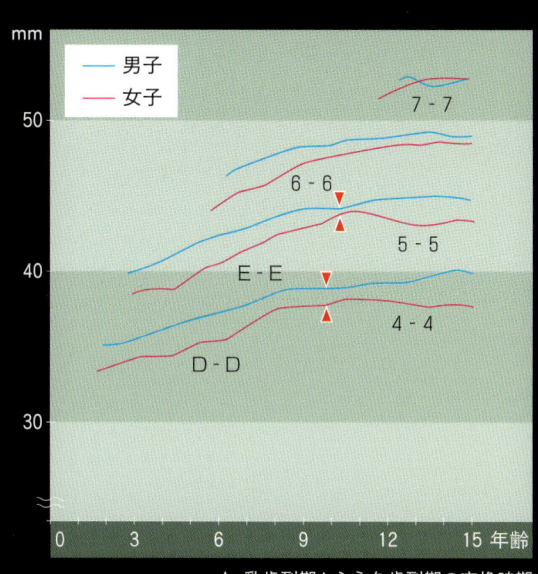

図2-2 上顎幅径の成長発育の年齢推移
▲乳歯列期から永久歯列期の交換時期

6-6は萌出初期から徐々に拡大した。

D-D、E-Eは徐々に拡大しながら永久歯列期に移行し、D-D・4-4は交換時期の12歳で男子が1.91mm、女子が1.71mm拡大し、E-E・5-5は7歳と12歳で男子2.61mm、女子が2.12mmの拡大を示した。

C-C、D-D、E-Eの幅径はA-A、B-Bとは異なり、乳歯列期より拡大しながら永久歯列期に移行する。C-C・3-3は交換時期に男子は3.67mm拡大し、また女子は3.86mm拡大して永久歯列期に移行した。

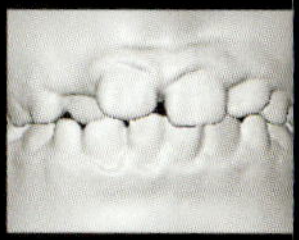

A-Aは6歳まで変化が少ないが、B-Bは緩やかに拡大しながら推移し、6歳前後にはA-A、B-Bともに急速に拡大する。後継永久歯と交換後に1-1は、4.50mm、2-2は6.50mm大きく拡大した(図2-2～4)。 (DVD参照)

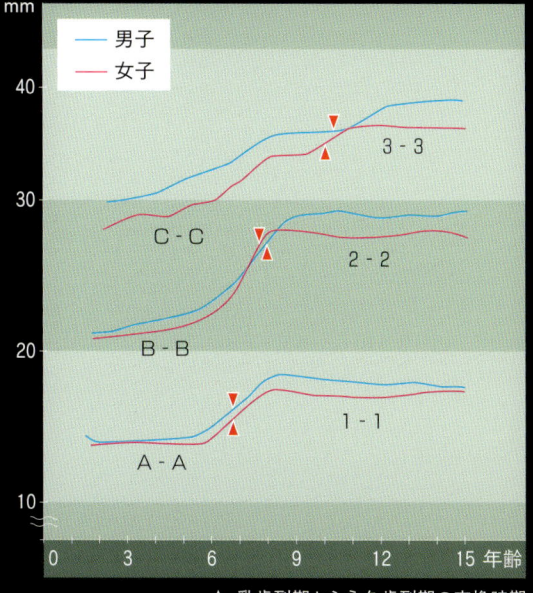

図2-3 上顎幅径の成長発育の年齢推移
▲乳歯列期から永久歯列期の交換時期

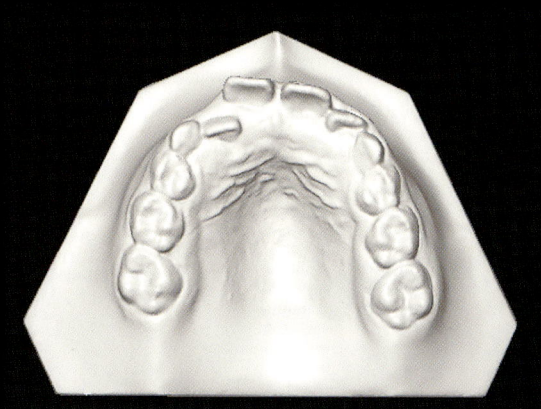

図2-4 上顎前歯幅径の急速拡大期の模型(7歳4ヵ月)

(2) 下顎幅径の年齢推移

下顎は上顎と類似した傾向を示す。

6-6は萌出初期から徐々に拡大するが、男子は7歳と12歳では1.19mm、女子は2.49mm拡大した。

C-C、D-D、E-Eは上顎と類似しており、乳歯列期から永久歯列期へ拡大しながら3-3、4-4、5-5に移行した。男子は女子よりも全期間を通じて幅径が大きい。

A-A・1-1の5歳から7歳は2.80mm拡大した、B-Bは男子が4.64mm、女子は5.74mm拡大して2-2に移行する(図2-5、6)。　　(DVD参照)

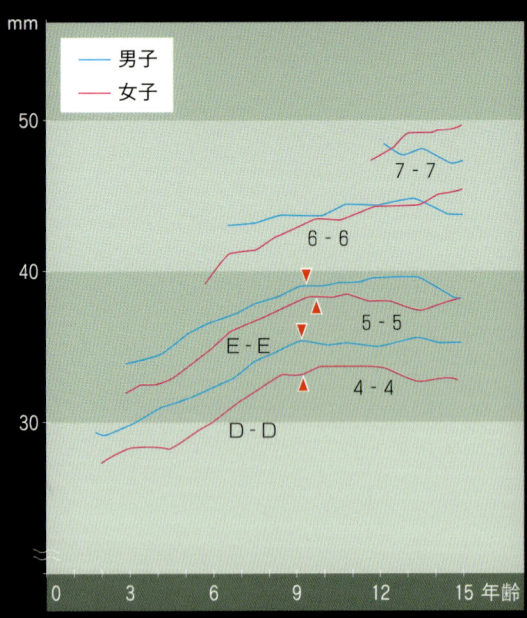

図2-5　下顎幅径の成長発育の年齢推移

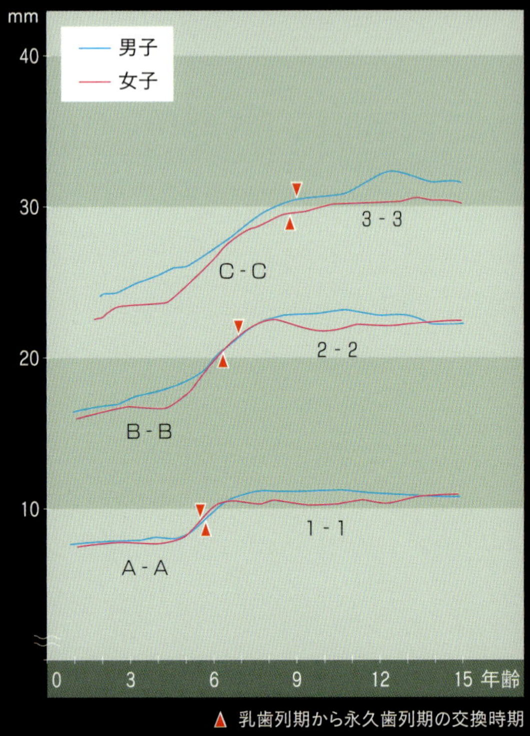

図2-6　下顎幅径の成長発育の年齢推移

第2章 歯列弓の発育

3 歯列弓の長径

(1)上顎長径の年齢推移

上顎各歯種間の長径は中切歯の交換の6〜12ヵ月前が最も縮小する。

性差は前歯群と小臼歯群は著明な差が認められず、大臼歯群では男子が女子より大きい。

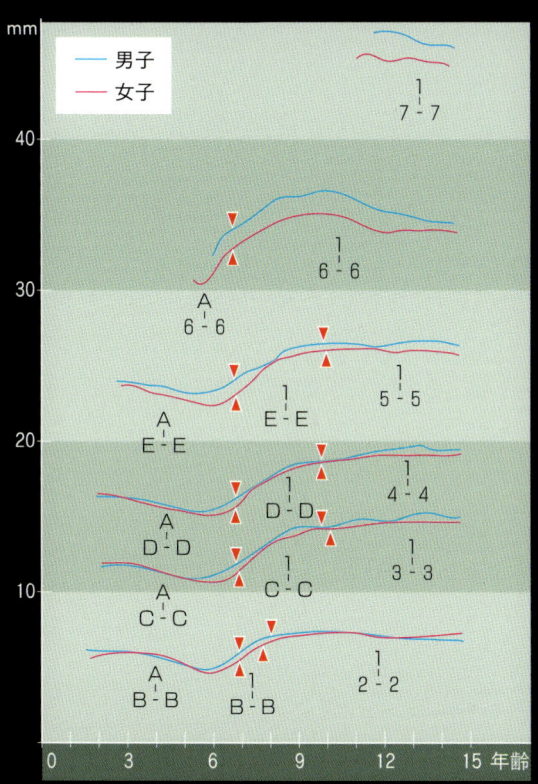

図2-7 上顎長径の成長発育の年齢推移

▲ 乳歯列期から永久歯列期の交換時期

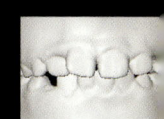

A＝6-6・1＝6-6は男子が7歳33.59mm、11歳35.87mmと2.28mm増大した。女子は7歳32.43mm、11歳34.26mmと1.83mm増大した。

A＝E-E・1＝E-E・1＝5-5は男子が4歳から6歳で0.86mm縮小し、12歳3.13mm増大し永久歯列期に移行した。

A＝D-D・1＝D-D・1＝4-4は男子が4歳15.82mmで、6歳15.06mmと0.76mmの縮小し、12歳で18.75mmと3.69mm増大した。女子は4歳よりも6歳で0.72mm縮小し、12歳では3.30mm増大した。

A＝C-C・1＝C-C・1＝3-3は男子が4歳11.52mmで、6歳10.62mmと0.90mm縮小し、12歳で14.28mmと3.66mm増大して永久歯列期に移行した。

A＝B-B・1＝B-B・1＝2-2は乳歯列期の男子が4歳5.48mm、6歳4.64mmと0.84mm徐々に縮小するが、永久歯列期の12歳で6.49mmと1.85mm増大した。女子は4歳5.55mmから6歳4.47mmと1.08mm縮小し、12歳では6.30mmと1.83mmの増大を示して永久歯列期に移行し、その後はやや縮小した(図2-7)。　　　　　　　　　(DVD参照)

(2) 下顎長径の年齢推移

　下顎各歯種の長径は大きな変化がなく、乳歯列期ではわずかに縮小し混合歯列期に若干の増大をして永久歯列期に移行する。

　性差については前歯には差が認められないが第二小臼歯、大臼歯では男子が大であった。

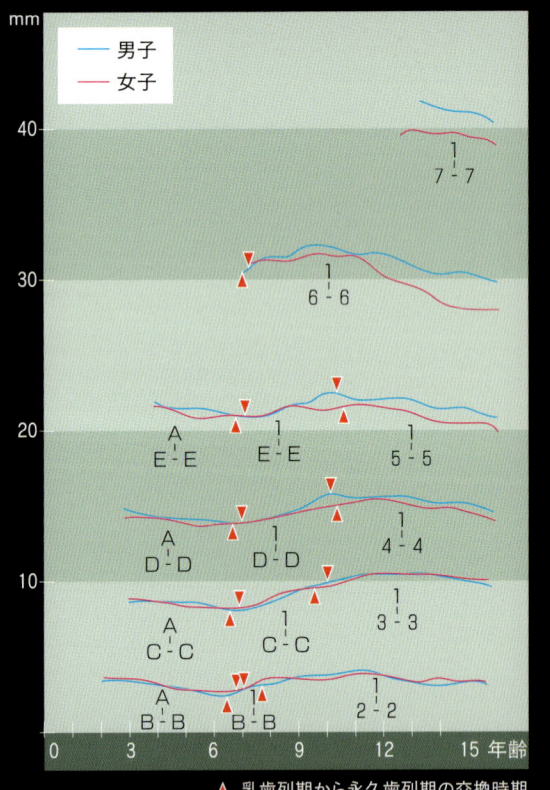

▲ 乳歯列期から永久歯列期の交換時期

図2-8　下顎長径の成長発育の年齢推移

A＝6-6・1＝6-6は男子が7歳30.93mm、11歳31.14mmと0.21mm増大した。女子は7歳よりも11歳が1.29mmの縮小を示した。

A＝E-E・1＝E-E・1＝5-5は男子で4歳から6歳が0.58mm縮小し、12歳1.20mm増大した。女子は4歳から6歳で0.12mm増大し、12歳でも0.09mm増大した。

A＝D-D・1＝D-D・1＝4-4は男子が4歳から6歳で0.35mm縮小し、12歳では1.98mm増大した。女子は4歳から6歳で0.28mm増大し、12歳でも1.38mm増大した。

A＝C-C・1＝C-C・1＝3-3は男子が4歳から6歳で0.43mm縮小し、12歳には10.03mmと2.40mm増大した。女子は4歳から6歳で0.04mm縮小し、12歳では2.23mm増大した。

A＝B-B・1＝B-B・1＝2-2は男子が4歳

第2章 歯列弓の発育

4 歯列弓の発育に関する変化

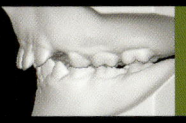

　上下第一大臼歯の正常な咬合関係確立のための最も重要な因子とみなされることは、下顎にある歯間空隙の近心方向に向かっての閉鎖過程である。とくに、C‐Dの空隙は、第一大臼歯の咬合関係の改善、すなわち、咬頭対窩の接触に役立っている。永久歯列完成後の幅径には、長径と同様に、上顎第一大臼歯を除いては、全体として変化がないか、あるいはわずかの縮小が認められる（図2‐9）。　　　　　　　　　　　（DVD参照）

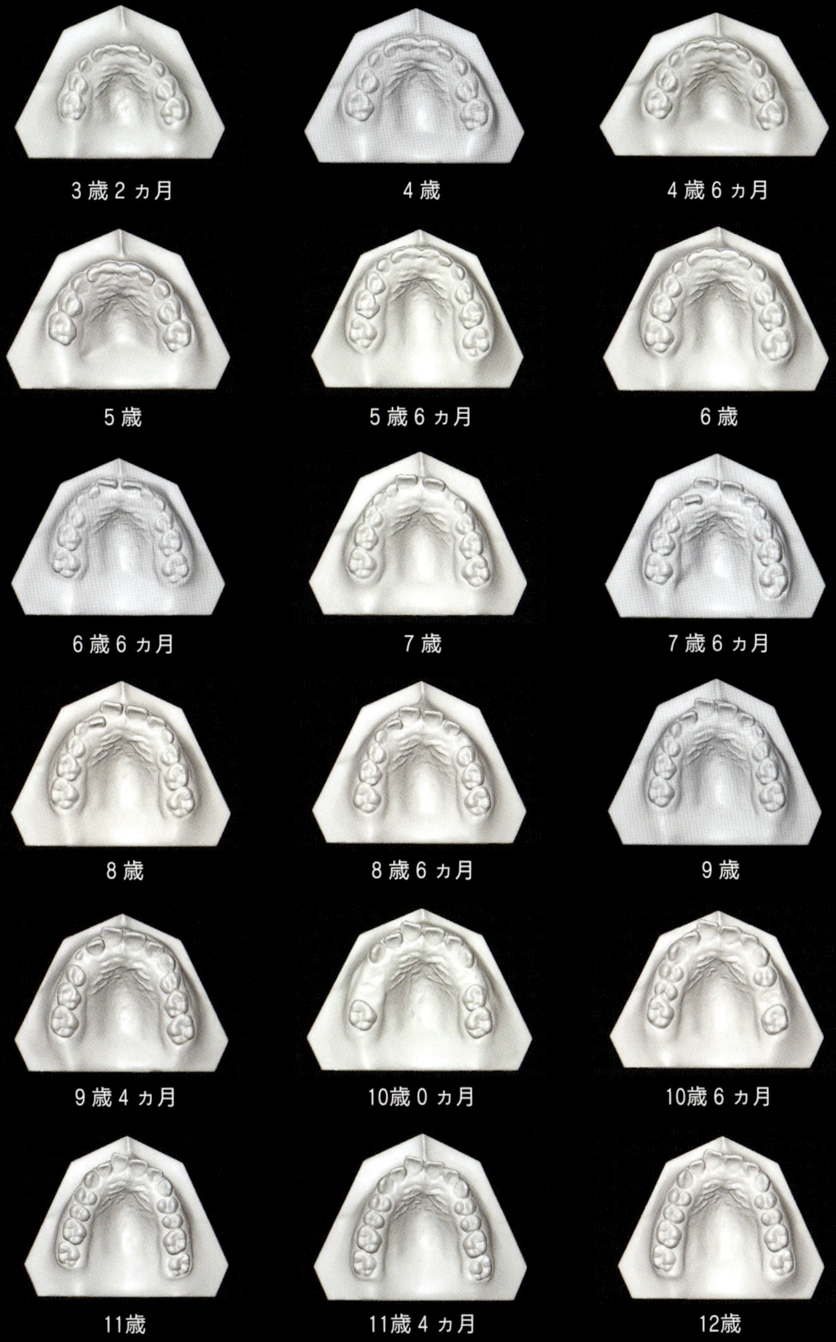

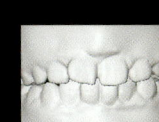

図2‐9　上顎歯列弓の発育の変化

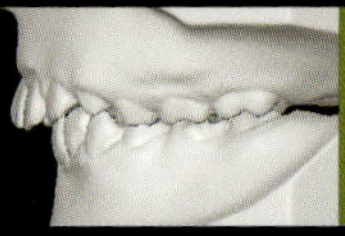

5 乳歯列の空隙

　乳歯間の空隙が乳歯列の完成前、完成後、さらに永久歯との交換期まで如何に変化するかについて観察した。　　（DVD参照）
　乳歯列が形成する過程から乳歯列特有の空隙が発生する。この空隙は、将来永久歯を受け入れるために生ずる発育空隙と言われている。とくに、上顎の乳側切歯と乳犬歯間、そして下顎の乳犬歯と第一乳臼歯間の空隙は、霊長類特有のもので霊長空隙と名付けられている（図2-10〜12）。
　また、発育空隙は乳歯咬合の調整の役割を持ち、特に永久歯と交換前後の時期に空隙の拡大など大きな永久歯配列と永久歯形成への調整の役割をもっている（図2-13）。　　　　　　　　　　　　　　　　　　　　　（DVD参照）

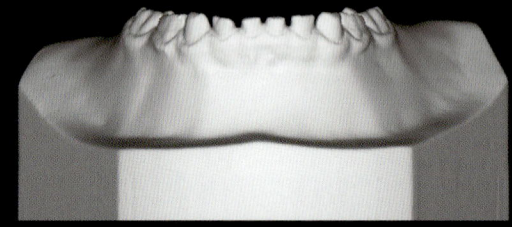

図2-10　乳歯列の空隙

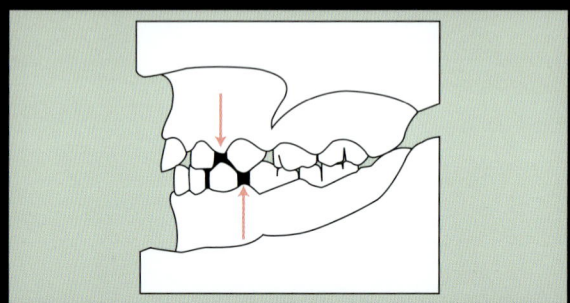

図2-11　霊長空隙

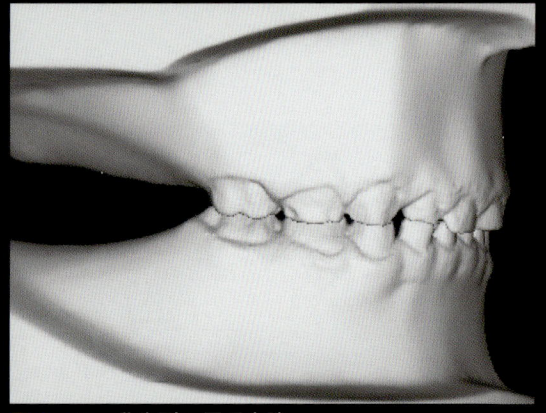 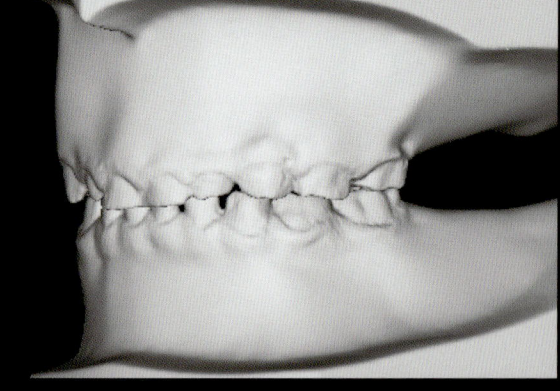

図2-12　乳歯列の霊長空隙

第2章 歯列弓の発育

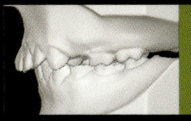

6 乳歯列空隙の変化

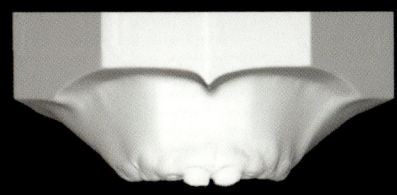
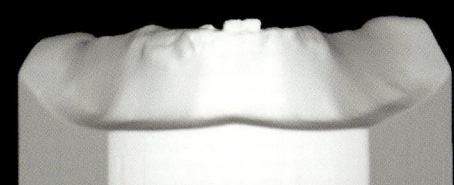

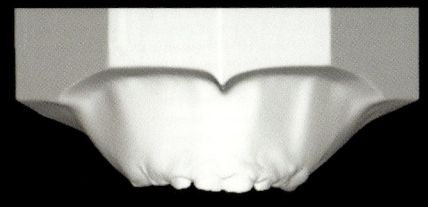
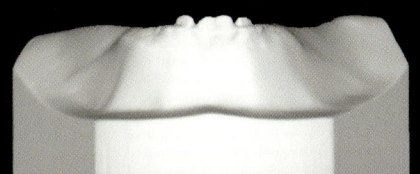
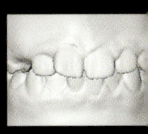

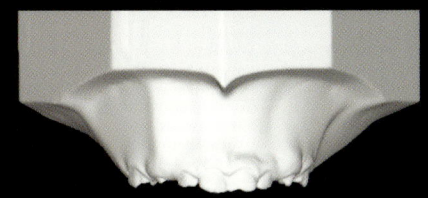
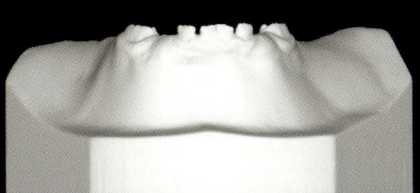

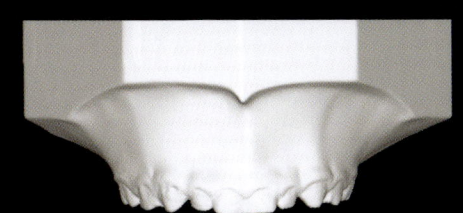
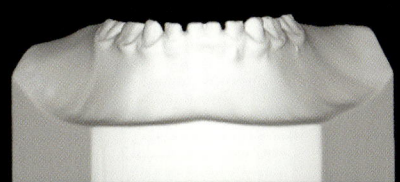

図2-13 乳歯列空隙の発育にともなう変化（No.43 ♂）
同一個人の乳歯列歯間空隙の発育にともなう変化を上下顎別に示した。
上顎はA|A萌出時の空隙がB|B萌出時には閉鎖し、C|B|BC間の空隙がみられる。
下顎は前歯部の空隙の変化がみられる。

歯科臨床のための前半期の萌出と咬合

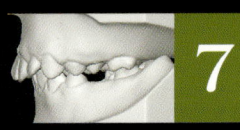 7 側方歯の萌出順序と永久歯列の形成

　乳歯列の乳犬歯、第一乳臼歯、第二乳臼歯と永久歯側方歯群（犬歯、第一小臼歯、第二小臼歯）との交換過程における側方歯群長の変化は、永久歯列形成ならびに咬合形成には重要な要因である。乳歯と後継永久歯がどのような萌出順序で交換し、永久歯列などに咬合を形成していくのか、交換期を中心に側方歯群長の変化について動画を作製した（図2-14）。　　　　　　　　　　　　　　　　　　　　　　　　　（DVD参照）

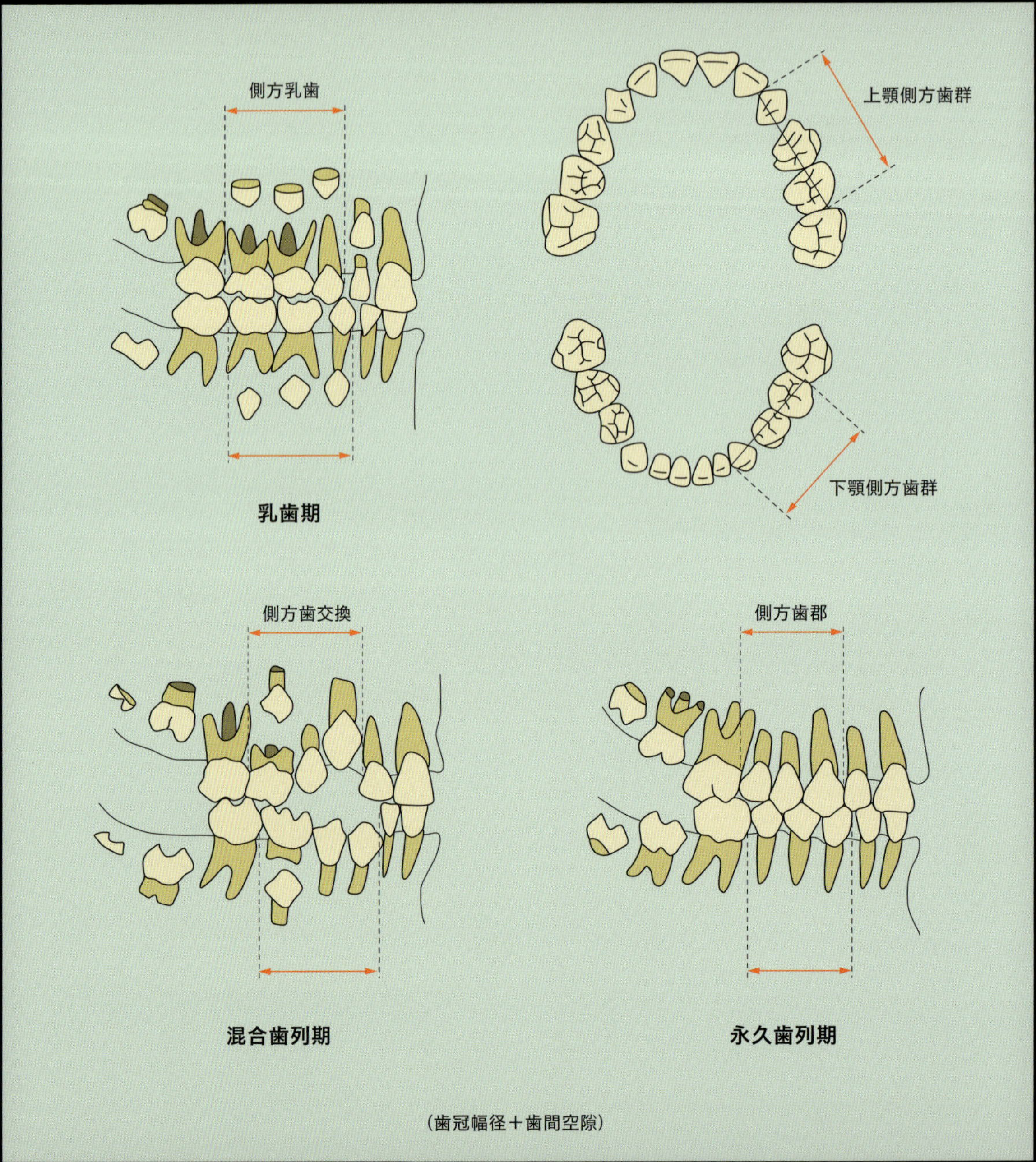

図2-14　側方歯群長の計測部位

第3章
対向→咬合

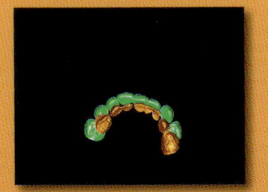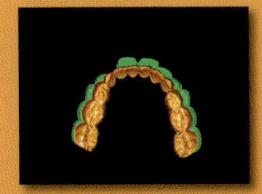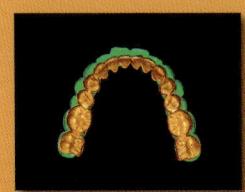

上下顎の乳歯が萌出し、対向状態が開始する。さらに対向から咬合関係が生ずる。同一個人の上下顎歯を萌出から咬合まで個人追跡した。

1 乳歯の対向から咬合

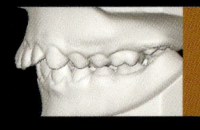

　上下顎の乳歯が萌出し、対向状態が開始する。さらに対向から咬合関係が生ずる。同一個人の上下顎歯を萌出から咬合まで個人追跡した（図3-1）。
　咬合形成の初期の対向は、第一乳臼歯萌出後の2歳前後に開始する。乳歯列形成は第二乳臼歯萌出によって完了し、5歳を過ぎる頃、中切歯と第一大臼歯が萌出して、混合歯列期に移行する。以後、永久歯列の対向から咬合は一生涯継続する。

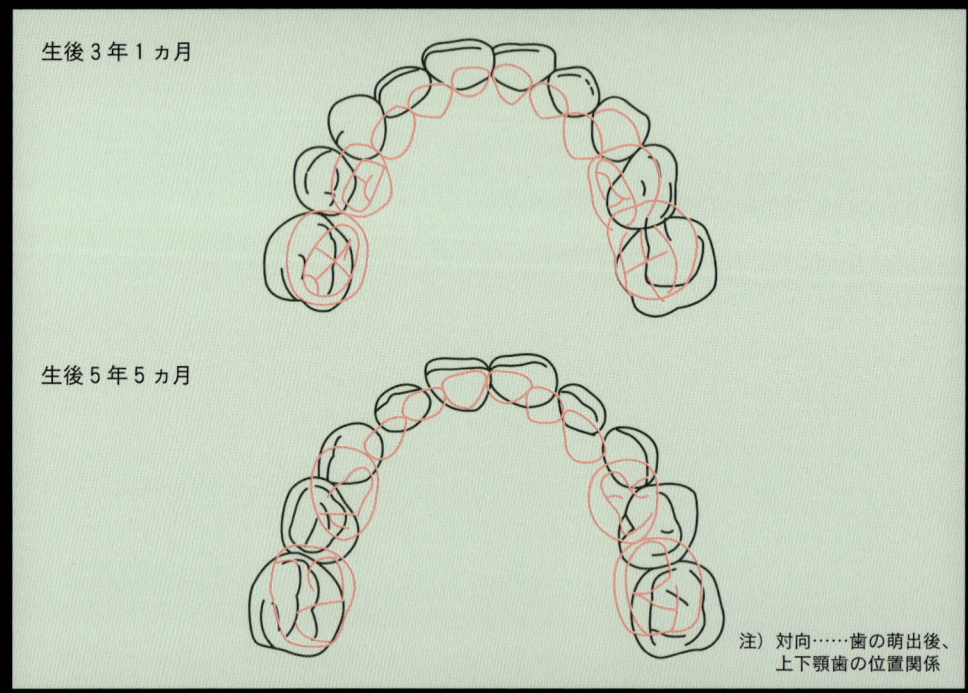

図3-1　乳歯列上下顎対向位置の経年変化

　下顎乳切歯切端中央部と乳犬歯尖頭は上顎同名歯舌面近心側部と対向する。
　下顎乳臼歯の頰側各咬頭頂が上顎同名歯咬合面の近心辺縁付近と対向する。
　舌側咬頭頂が上顎同名歯の舌面近心縁付近に対向する（図3-1、2）

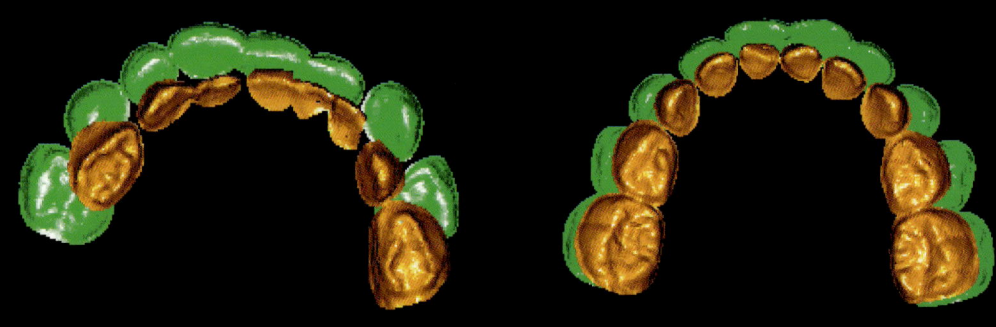

図3-2　3D-TXERソフトによる咬合

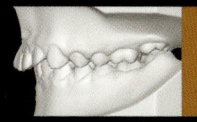 ## 2 乳歯の対向

　上下顎の歯を個々に観察し、対向から咬合までの動きを経年的に追跡した。

(1) 対向位置の変化
　乳歯萌出後上下顎の対向位置が経年的に変化するので、対向の初期から永久歯と交換期までを3期に分類し、変化をみた（図3‐3、4）。

　①初期：第二乳臼歯萌出直後まで（対向位置が不安定）
　②中期：上下顎の対向位置が比較的に安定した萌出後3～5年頃まで
　③後期：中期以後永久歯と交換まで

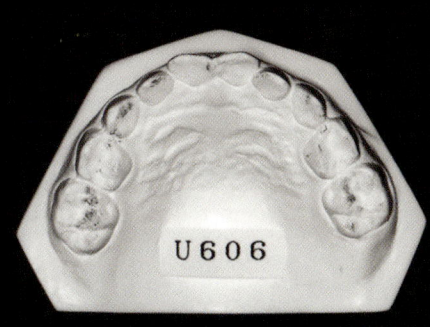
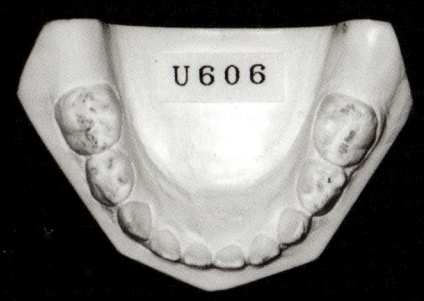

図3‐3　上下顎の対向位置を表す点接部位

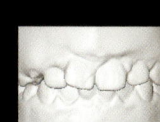

①初期
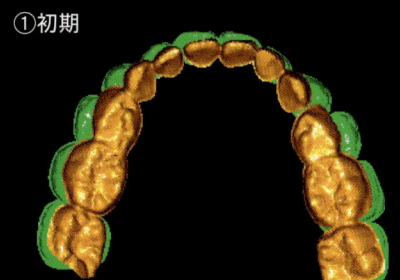

②中期
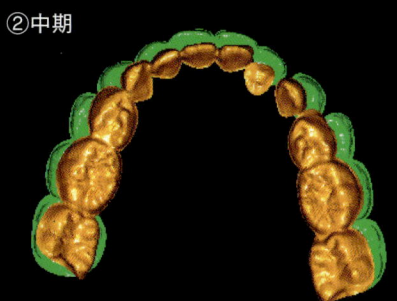

③後期
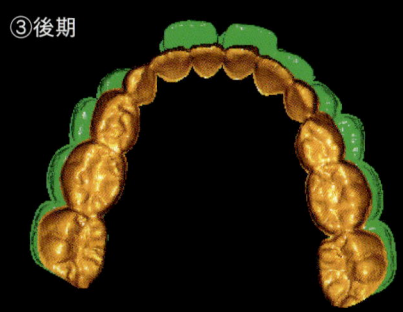

図3‐4　3D-TXERソフトによる乳歯・永久歯咬合

歯科臨床のための前半期の萌出と咬合

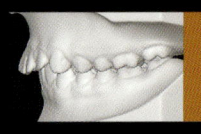 **3 乳歯の対向位置の動き（個人）**

　乳歯上下顎対向位置の動きを連続した模型によって図3‐4に示した。**切歯部は唇舌的**に動き、**臼歯部は頰舌的**な動きを示している（図3‐5、6）。
　発育空隙の変化と対向位置の動きは関連をもち、霊長空隙を含めた発育空隙は対向位置の調整の役割をもっている。　　　　　　　　　　　　　　　　　　　　　　　　　　　　　　　　　　　　　　（DVD参照）

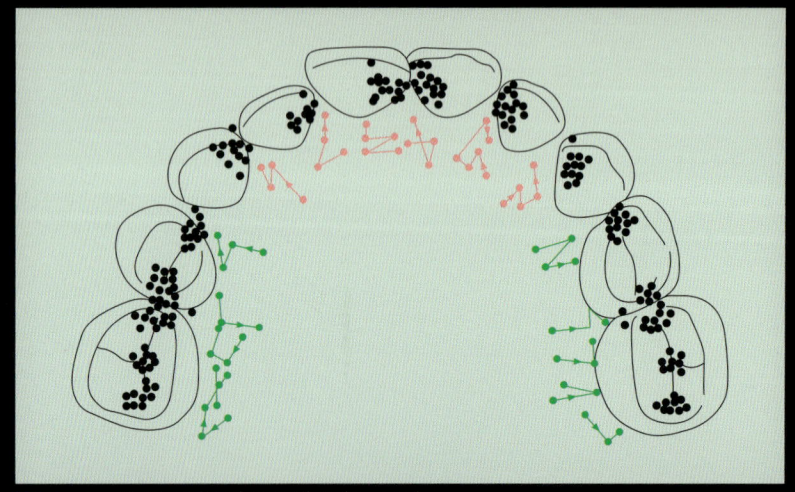

図3‐5　乳歯の対向位置の動き（No.199）
黒点‐上顎の歯に対する下顎の歯の対向位置、赤矢印‐乳前歯の対向位置の動き、緑矢印‐乳臼歯の対向位置の動き

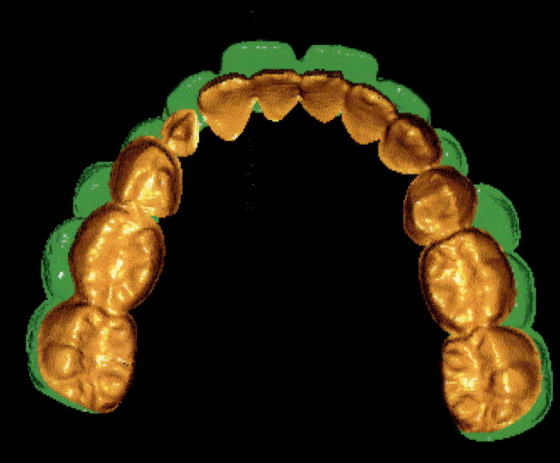

図3‐6　3D-TXERソフトによる乳歯列咬合（第一大臼歯を含む）

第3章 対向→咬合

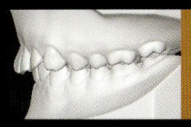
4 永久歯列期の対向位置の動き

　永久歯萌出直後から永久歯列完成時まで、経時的対向を示した。対向の位置の動きを連続した症例によって示している（図3－7、8）。　　　　　　　　　　　　　　　　　　　　　　　　　　　　　　（DVD参照）

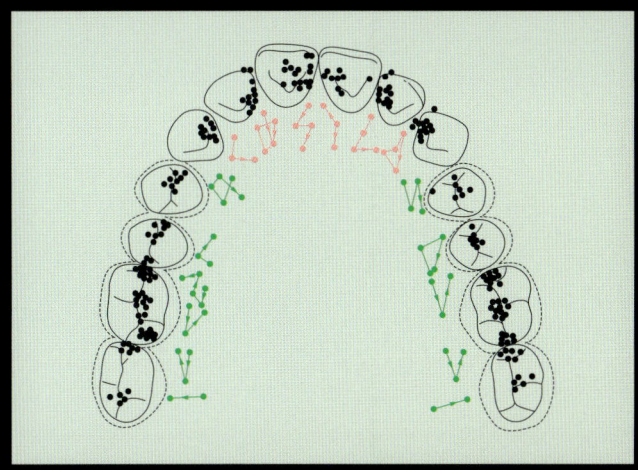

図3－7　永久歯列対向位置の動き（No.199）
黒点－上顎の歯に対する下顎の歯の対向位置、赤矢印－前歯の対向位置の動き、緑矢印－臼歯の対向位置の動き

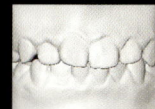

(1) 中切歯、側切歯、および犬歯は対向初期は切縁近心頬側部付近に対向し、経年的に舌側近心辺縁隆線－近心中央－近心辺縁隆線への動きを示している。
(2) 下顎第一、第二小臼歯の咬頭頂は、近心辺縁隆線から中央頬側三角隆線に沿った動きを示している。
(3) 下顎第一大臼歯の下顎近心頬側咬頭頂は初期に上顎同名歯の近心辺縁隆線部付近に対向し、経年的に右側は第一小臼歯の遠心辺縁隆線部付近への動きがみられた。遠心頬側咬頭頂は上顎の中央小窩を中心に遠心－中央へ小さな動き、遠心咬頭頂は上顎の遠心小窩に対向している。
(4) 下顎第二大臼歯の下顎近心頬側咬頭頂は上顎同名歯の近心辺縁隆線の近遠心的にわずかな動きを示し、遠心頬側咬頭頂は上顎中央小窩と遠心小窩を結ぶ位置の動きを示している。

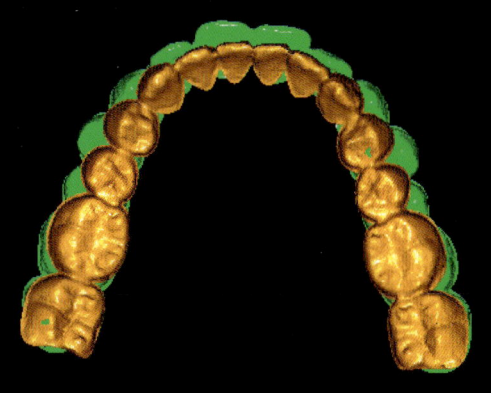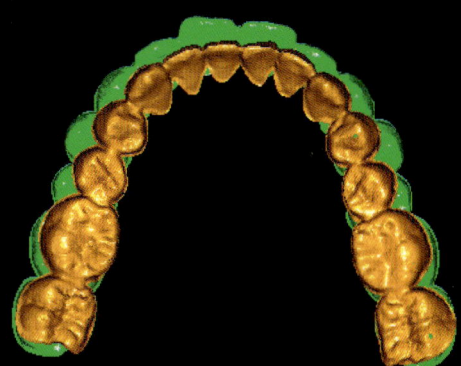

図3－8　3D-TXERソフトによる永久歯列咬合

5 乳歯列から永久歯列への対向位置の変化

　4～17歳までの乳歯列から永久歯列の対向の動きを観察した。下顎乳中切歯は、4～6歳まで近心舌側歯頸部に対向し、7歳では近心舌側歯頸部から近心歯間部方向に移動して脱落し、永久歯と交換する。下顎乳側切歯は4～6歳まで近心舌側歯頸部から近心舌側中央部への動きを示し、下顎乳犬歯は4～10歳まで近心舌側隣接面、近心舌面隣接面歯頸部を経て、近心切端部方向に移動している（図3-9）。

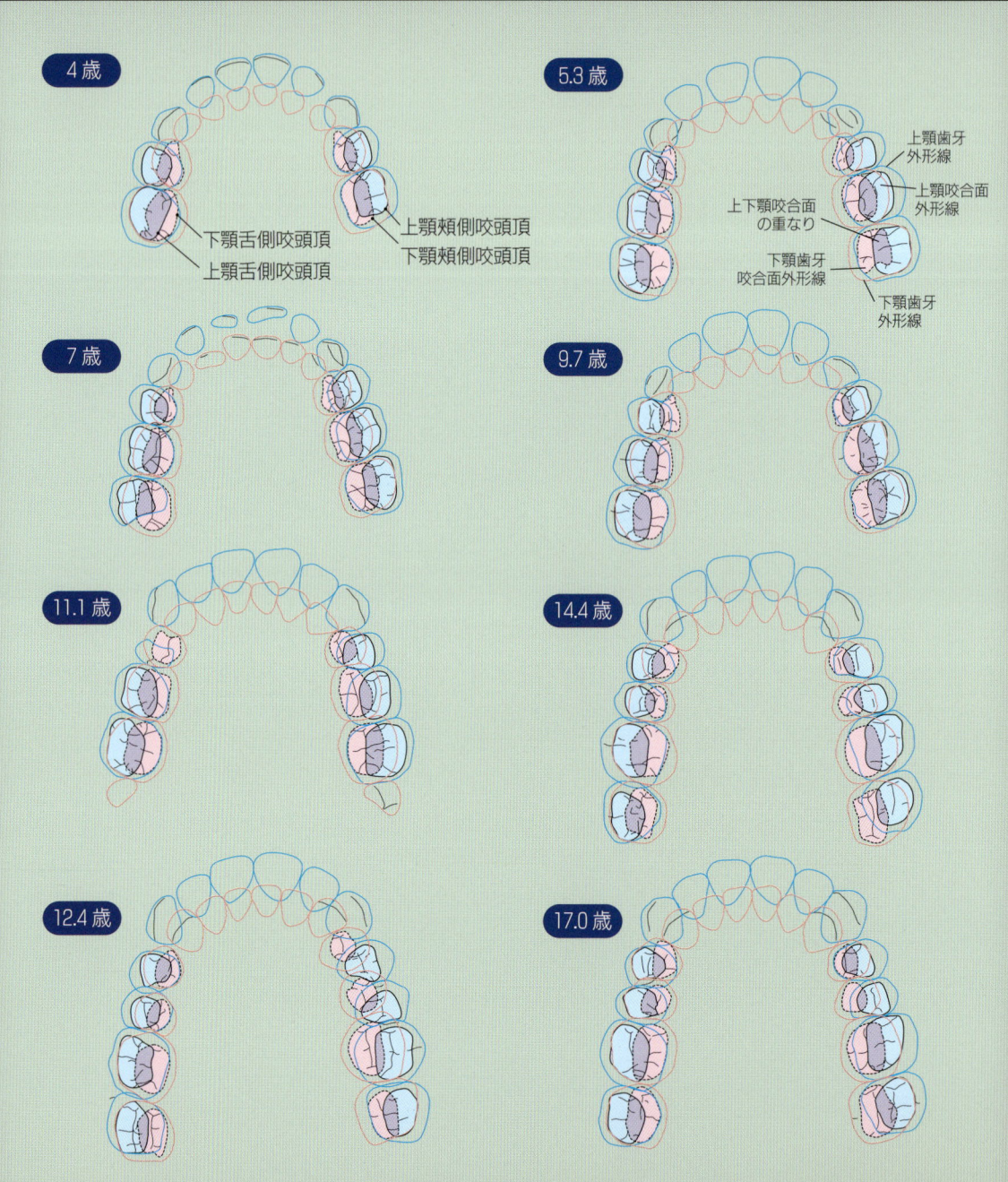

図3-9　乳歯列から永久歯列まで対向位置の変化（個人例）